KNAUR

Über die Autoren:

Julie Hopfgartner veröffentlicht ihr Tagebuch unter Pseudonym. Die junge Studentin hat ihre Aufzeichnungen zunächst ihrem behandelnden Arzt Prof. Dr. med. Michael Schulte-Markwort anvertraut und dann beschlossen, es in Buchform zugänglich zu machen.

Prof. Dr. med. Michael Schulte-Markwort, geboren 1956 in Osnabrück, beschäftigt sich seit Jahren mit den Auswirkungen gesellschaftlicher Entwicklungen auf Kinder. Er ist ärztlicher Direktor der Klinik für Kinder- und Jugendpsychiatrie im Universitätsklinikum Hamburg-Eppendorf und am Altonaer Kinderkrankenhaus. Im Pattloch-Verlag erschienen seine Bücher »Burnout-Kids. Wie das Prinzip Leistung unsere Kinder überfordert« und »SuperKids. Warum der Erziehungsehrgeiz unsere Familien unglücklich macht«.

Julie Hopfgartner
Prof. Dr. med. Michael
Schulte-Markwort

Leben ohne Hunger

Tagebuchprotokoll einer Anorexie-Therapie.
Mit Kommentaren von
Professor Schulte-Markwort

KNAUR

FSC
www.fsc.org
MIX
Papier aus verantwortungsvollen Quellen
FSC® C083411

Covergestaltung: ZERO Werbeagentur, München
Coverabbildung: © FinePic®, München
Druck und Bindung: CPI books GmbH, Leck

Vorwort

Zu schreiben begann ich am ersten Tag in der Klinik.

Meine Mama hat mir damals ein kleines DIN-A6-Büchlein mitgegeben. Schön dünn, mit wenigen Seiten. So lang sollte die Zeit in der Klinik ja nicht sein …

Dass daraus fünf Monate werden würden, hätte ich mir damals nie gedacht.

Dass der Weg raus aus der Krankheit so ein elendslanger, geprägt von so vielen Rückschlägen trotz größtmöglicher Anstrengung ist, hätte ich damals nie gedacht.

Ich hatte innerhalb des letzten Jahres knapp fünfzehn Kilo abgenommen und war dennoch fest davon überzeugt, alles unter Kontrolle zu haben und sofort wieder zunehmen zu können, wenn ich es nur wirklich wollte …

Damals hatte ich bei jedem Bissen Angst, das Außergewöhnliche, die Kontrolle zu verlieren, wieder in der Normalität zu landen.

In der Normalität, die ich dann so viele Jahre vermisste und auf die ich die Hoffnung zwischendurch schon aufgegeben hatte.

Dass dies kein leichter Weg werden würde, begriff ich erst in der Klinik. Erst hier begriff ich, dass mir die Sucht nach Kontrolle eigentlich schon längst außer Kontrolle geraten war, dass der Weg aus der Krankheit mich sehr viel Kraft kosten würde. Erst hier entwickelte ich eine Krankheitseinsicht und verstand, dass ich für ein Leben ohne die Krankheit kämpfen musste.

Das Schreiben half mir, meine vielen Gedanken, Ängste und Gefühle zu sortieren.

Meine Gedanken in Worte zu fassen, half mir, sie zu begreifen.

Sie niederzuschreiben, sie zu sichern, erlaubte mir ein bisschen Ruhe von dem ewigen Gedankenkreisen und dem unaufhörlich andauernden inneren Kampf.

Es half mir, Verhaltensmuster und Gedankengänge wiederzuerkennen, ihnen gegebenenfalls Einhalt zu gebieten oder Therapiefortschritte festzuhalten.

Um meine Gefühle auszuformulieren und sie niederzuschreiben, musste ich lernen, sie zu fühlen, sie wahrzunehmen und zuzulassen

Während des Schreibens dachte ich nicht daran, diese Texte je zu veröffentlichen. Die ersten Texte zeigte ich Herrn Schulte-Markwort, als ich nach der Klinik mein Studium wieder aufnahm und der Abstand unserer Termine dadurch sehr viel größer wurde. Für mich war es eine Möglichkeit, ihn weiter über meine Entwicklungen auf dem Laufenden zu halten und beim nächsten Termin direkt daran anknüpfen zu können.

Ein ungewöhnlicher Vorschlag in einem doppelten Sinn: Natürlich lassen Patienten ihren Therapeuten selten in ihr Tagebuch schauen, und als Therapeut wird man sich auch hüten, das lesen zu wollen. Ist dies noch mit der Idee einer gemeinsamen Veröffentlichung verknüpft, ist es noch ungewöhnlicher. Die Idee, mit so einem Buch anderen Einblicke in die Behandlung und den Verlauf einer Magersucht zu gewähren, fand ich von Beginn an faszinierend, könnte doch so auch Hilfe für andere entstehen, weil sich dieses kommentierte Tagebuch wie ein therapeutischer Dialog liest und damit mehr ist, als nur ein Selbstbericht. Ich bewundere den Mut, sich so zu zeigen und anderen helfen zu wollen.

Der erste Tag in der Klinik

22.09.2010

Ich bin müde und erschöpft. Funktioniere rein mechanisch.

Der ganze Tag war ein einziges Durchhalten.

Mein Rücken tut mir sehr weh, meine Ohren rauschen, und ich weiß nicht, wo das hier enden soll und ob die Entscheidung richtig war.

Alle zusammen haben mich hierhingebracht. Mama hat sehr, sehr viel geweint, während ich sehr gefühlsleer war.

Als ich ankam, wollte ich nur wieder weg. Ich sah so viele magere Menschen, fühlte mich vollkommen fehl am Platz. Als handle es sich hier um einen riesengroßen Irrtum!

Nach den ersten ärztlichen Untersuchungen ging es mir nicht sonderlich besser. Bis auf einen extrem tiefen Ruhepuls konnte ich für den Arzt keine sonderlich relevanten körperlichen Schädigungen vorweisen. Niedriger Blutdruck, Rücken- und Kopfschmerzen, Konzentrationsprobleme, Magen- und Darmbeschwerden, Kälteempfindlichkeit, Blasenschwäche – »die üblichen Beschwerden«.

Was soll ich dann hier?

Es sei gut, dass ich nicht später gekommen sei. Das erhöhe die Heilungschancen.

Es gibt wohl noch weitaus schlimmere Fälle.

Auf der einen Seite weiß ich, dass das gut ist, dass ich so wohl schneller wieder zu Hause bin und eine bessere Prognose habe. Auf der anderen Seite gibt es mir das Gefühl, nicht krank genug zu sein, um diese Hilfe annehmen zu dürfen. Zu empfindlich, wehleidig und schwach zu sein. Nicht das Recht zu haben, einen der seltenen Plätze in Anspruch zu nehmen, wo es doch Menschen gibt, die die Krankheit schon viel länger haben.

Und trotz meiner Zweifel erinnere ich mich daran, wie hilflos und machtlos ich zu Hause war. Ich habe es alleine versucht. Habe versucht, die Ratschläge einer Ökotrophologin anzunehmen, und habe es nicht geschafft.

Der Gedanke trotz Hilfe zu Hause versagt zu haben, ist immer da.

Es klingt wahrscheinlich schrecklich: Das, was Sie jetzt empfinden, ist »ganz normal« für Ihr Stadium der Erkrankung. Es klingt so bagatellisierend, als würden wir Ihre Verzweiflung nicht ernst genug nehmen. Sie werden vielleicht denken: Die haben schon so viele Magersüchtige gesehen, die können jeden einzelnen Fall ja gar nicht an sich heranlassen, zumal Sie ja einerseits auch denken, dass Sie gar nicht krank genug für die Klinik sind.
Das ist auch in der psychotherapeutischen Begleitung nicht ganz leicht in dieser Phase: Wie sollen wir Sie davon überzeugen, zu bleiben und sich der Behandlung zu stellen? Es ist so schwer, einen Menschen, der sich nicht ernst nehmen kann, immer wieder davon zu überzeugen, dass er krank ist. Man muss auf jeden noch so kleinen Teil der adäquaten Selbstwahrnehmung hoffen – und doch immer wieder realisieren, dass gerade diese Form der Selbstwahrnehmung so schnell und so unauffindbar wieder verschwindet.
Jetzt kann man nur sagen: Halten Sie durch – und ich ahne, dass ich diesen Satz noch sehr oft werden sagen müssen.

Das erste Essen verlief vollkommen emotionslos, mechanisch, folgsam und doch unendlich ermüdend.

Beim Abendessen musste ich das erste Mal Fresubin, eine hochkalorische Flüssignahrung, als Ausgleich zu dem nicht geschafften Abendessen nachtrinken.

Erniedrigend, ekelig und schlimm.

Jetzt gehe ich schlafen. Ich bin sehr erschöpft.

23.09.2010

Die Nacht war wirklich sehr anstrengend und unruhig.

Das Frühstück war unglaublich anstrengend, so vieles, was ich eigentlich gar nicht mag. Ich versuchte, es einfach mechanisch zu überstehen. Folgsam zu sein und keine Emotionen zu zeigen. Hatte Angst, die anderen Mitpatienten zu stören.

Das erste Mal den Sahnejoghurt zu essen war schlimm. Wie ein kaltes Stück Eisen lag er in meinem Magen, fühlte sich falsch und giftig an. Der Wunsch und Drang, alles wieder loszuwerden, war riesig, doch war mir das Prinzip des Kalorienplans bereits erklärt worden. Jeder startet mit einer bestimmten Kalorienmenge. Wenn die erforderte Gewichtszunahme bis zum nächsten Wiegen nicht erreicht wurde, wird der Kalorienplan erhöht. Wenn ich den Sahnejoghurt jetzt wieder loswerden würde und nicht genug zugenommen hätte, würden die Diätassistentinnen von einem falschen Plan ausgehen, und ich würde eventuell eine Erhöhung bekommen, die ich gar nicht benötige, die falsch ist.

Ihre Vernunft hilft Ihnen immer wieder – Gott sei Dank. Mir ist es in dieser Phase nicht so wichtig, mit welchen Gedankenkonstruktionen Sie die tägliche Nahrungsmenge bewältigen, wichtig ist jetzt erst einmal, dass Sie es überhaupt schaffen, ohne sich zu betrügen.

Deutlich wird Ihre extreme Wahrnehmungsverzerrung in Bezug auf das Essen an diesem Tagebucheintrag: Niemand würde erwarten, dass Sie tatsächlich so grauenvolle Nahrung zu sich nehmen sollen, und niemand wird Sie vergiften. Nur Sie selbst haben in Ihrer Seele das Essen zum Gift werden lassen. Sie haben unbewusst

Verschiebungen vorgenommen: Das Gift muss etwas anderes sein, etwas, das in Ihrer Beziehungserfahrung liegt. Sie werden Zeit brauchen, um herauszufinden, was das eigentlich Giftige in Ihrem Leben ist.

(…) Nach einigen weiteren Aufnahmegesprächen hatte ich am Nachmittag das Gespräch mit der Ernährungsberatung. Einige Nahrungsmittel austauschen zu können versprach mir ein wenig Erleichterung. Trotzdem war es vollkommener Stress. Ich war sehr verunsichert, wusste überhaupt nicht mehr, was mir eigentlich schmeckt, wollte einfach nur allem entgehen, einen möglichst geringen Plan zusammenstellen, hatte Angst, falsch zu entscheiden. Der Druck, Fehler zu machen, war sehr groß.

Die zweite Zwischenmahlzeit war schlimm. Ich saß das erste Mal seit sehr langer Zeit vor einem Kinderriegel mit der Erwartung anderer, ihn essen zu müssen. Ein absolutes Tabu, welches mir unmöglich erschien.

Ich zweifelte doch wirklich an der Ernsthaftigkeit dieser Erwartung.

(…)

Sie merken, wie sehr sich eine andere – Ihre – Realität in Ihnen verfestigt hat. Ein Kinderriegel ist so ausgeprägt aus Ihrem Leben ausgeschlossen, dass Sie tatsächlich denken, man könne unmöglich von Ihnen erwarten, ihn zu essen. Es wird deutlich, wie lang der Weg in die »normale« Realität sein wird. Das kann man doch unmöglich an einem Kinderriegel aufhängen, denken Sie? Sie haben recht, es klingt lächerlich, und doch steht dieses kleine Stück Schokolade symbolisch für Ihre Abkehr vom Süßen, vom Lustvollen.

Langsam lerne ich die anderen Mädchen kennen. Ich bin sehr verunsichert, habe Angst vor ihrem Misstrauen. Und doch ist es erstaunlich, wie viele Parallelen es in unseren Gedanken gibt. Es verwundert mich und ist doch sehr erleichternd, dass andere Menschen meine Gedanken verstehen und ich mich in ihren wiederfinde.

Dabei dachte ich doch immer, dass ich anders sei. Mein Verlauf nicht mit dem der »üblichen« Anorexiepatienten zu vergleichen sei. Ich ein Sonderfall sei, der daher auch nicht die übliche Therapie benötigt.

Das ist oft erleichternd und erschreckend gleichzeitig: Erleichternd ist es, wenn Sie merken, Sie sind nicht allein, erschreckend ist es manchmal, wenn der eigene Narzissmus wieder deutlich geworden ist. Der Narzissmus, der Ihnen suggeriert, dass es eigentlich niemanden auf der Welt geben kann, der Ähnliches durchmacht, ähnlich krank ist. Es stimmt, Sie sind etwas Einmaliges, aber nicht in Bezug auf Ihre Anorexie – die ist in vielen Bereichen und Ausprägungen bei den betroffenen Mädchen und Frauen gleich, was uns berechtigt, von einem tatsächlichen Krankheitsbild zu sprechen und die Behandlung auch in Gruppen durchführen zu können – bei aller individuellen Verschiedenheit, die es zu berücksichtigen gilt.

Das erste Wochenende

24.09. bis 26.09.2010

Das Essen ist unglaublich anstrengend und auch schmerzhaft.

(...)

Heute hatte ich meine erste Psychotherapiegruppe. Eine Gruppentherapie konnte ich mir für mich nie vorstellen.

Meine Probleme schienen nur mich etwas anzugehen. Für einige brauchte ich Lösungen, aber wie sollten die gefunden werden.

Ich hatte nicht den Glauben daran, dass das Darstellen meiner Probleme, dass bloßes Reden über scheinbar unlösbare Schwierigkeiten mich weiterbringen würde.

Ich sah die Schwierigkeiten mehr als die nun gegebene Realität an. Als Tatsachen, mit denen ich umzugehen hatte.

Trotz all meiner Zweifel und Skepsis war schon die erste Gruppentherapie eine rein positive Erfahrung für mich. In der Eingangsrunde zu sehen, wie andere vollkommen ehrlich und hemmungslos ihre Gefühlslage beschrieben, überraschte und beeindruckte mich sogleich. Es schien ein vertrauter und geschützter Kreis zu sein, in dem Moment als alle da waren und die Tür sich schloss.

Nach dieser Eingangsrunde entstand keine schweigsame Stille, keine fragenden Blicke, ein konkretes Thema wurde angesprochen. Paternisierung, scheinbar ein Thema mit dem sich alle identifizieren konnten.

Ich fühlte mich verstanden, war überrascht darüber, dass

andere genau das aussprechen konnten, was ich mich nie zu trauen gewagt habe.

Ich war nicht mehr ein einzelner Mensch in der Mitte einer blühenden Gesellschaft, der das Leben nicht zu meistern schien. Ich war Teil einer Gruppe, die meine Gedanken, Gefühle und Probleme verstehen konnte, Anteil nahm und aus eigener Erfahrung Rat geben konnte. Es nahm mir ein wenig das Gefühl, »falsch« zu sein.

Das ist der gute Teil der Gruppenerfahrung, derjenige, der uns immer wieder lehrt, dass es sinnvoll ist, große Teile der Behandlung in dieser Form durchzuführen. Es gibt auch andere Aspekte: die Rivalität und den Neid – aber dazu ist noch Zeit.
Sie sind jetzt noch in der Phase der Behandlung, die wir Honeymoon nennen: Wenn die allererste Hürde überwunden ist, entstehen in der Begegnung mit den Mitpatienten und Therapeuten in der Klinik zuerst positive Fantasien auf Heilung, Erlösung. Wir sind immer gefasst darauf, dass sich dieser Zustand schnell wieder ändern kann – und in der Regel auch wird.

(...) Ich bin unheimlich unruhig, habe einen großen Bewegungsdrang und Bauchschmerzen. Ich weiß nicht so recht, wohin mit mir.

Dieser Bewegungsdrang entwickelt sich meistens aus einer wachsenden Unzufriedenheit heraus. Ich werde zunehmend unruhiger, entwickle eine große innere Anspannung und Rastlosigkeit mit dem dringenden Bedürfnis, mich bewegen zu müssen, nicht ruhen zu dürfen. Es ist der Drang, rastlos in Bewegung zu bleiben, körperliche Erschöpfung zu spüren, der Versuch durch körperliche Anspannung die innere Anspannung abzubauen. Dem Druck zu entfliehen. Über Erschöpfung vorübergehend zur Ruhe zu finden. (…)

Das Mittagessen war schlimm. Erst hatte ich gar kein Essen, dann eine ganze statt eine halbe Portion. Panik, Angst und ein riesengroßer Kloß im Hals.

Auch diesmal ging es einfach nicht mehr.

Ich wollte wirklich kein Fresubin, wollte es schaffen, hatte Angst vor der Enttäuschung der anderen Mädchen oder Ernährungsberater. Ich wollte folgsam sein, wollte nicht mehr in diese erniedrigende, beschämende Lage des Nachtrinkens kommen.

Und doch hatte ich so eine große Angst davor, das alles im Bauch zu haben. Die Portion zu schaffen schien mir unmöglich, die Situation ausweglos. Ich wusste nicht, was ich tun sollte. Immer wieder kamen mir die Tränen, den Tischgesprächen konnte ich schon von Beginn an nicht folgen. War viel zu sehr damit beschäftigt, einen Ausweg zu finden und gleichzeitig die Fassung nicht zu verlieren. Mich nicht von den Emotionen übermannen zu lassen, die so viel Unruhe bringen und so einschüchternd sind.

Ich wollte nicht weinen. Ich weinte doch sonst auch nicht, und am Tisch vor den anderen zu weinen ging schon gar nicht. Den anderen fiel es ja auch nicht leicht.

In meinem Kopf entfachte ein unerbittlicher Kampf um die beste Möglichkeit, dem geringsten Übel. Schlimm und schrecklich, quälend und erniedrigend, so in seinen Gedanken gefangen zu sein.

Letztendlich saß ich als Einzige noch da. Die übliche Zeit war eigentlich schon abgelaufen. Ich versuchte mein Bestes, stocherte jedoch eigentlich nur quälend im Essen herum, hoffte, dass es nach weniger aussah, als es war. Hoffte, vortäuschen zu können, dass ich mehr gegessen hätte.

Schließlich machte die Diätassistentin dem Ganzen ein Ende. Erlöste mich gewissermaßen und nahm mir die nicht zu treffende Entscheidung ab.

Und prompt ist sie wieder da, die andere Seite: die Unfähigkeit, zu essen, die »richtige« Menge (Sie sind noch lange von normalen Portionen entfernt!) zu sich zu nehmen. Alles verdreht sich, und das gesamte Ausmaß Ihrer Anorexie wird deutlich: Sie können nicht essen, Sie können nicht wirklich Nahrung zu sich nehmen. Sie – und wir – brauchen in dieser Phase die Diätassistentinnen dringend, ohne sie würden Sie den Kampf am Esstisch verlieren, auch wenn Sie sich noch so viel vorgenommen hatten.

Das Übel ging jedoch noch weiter. Oben in der Medizinischen Zentrale wusste noch keiner von meinem Nachtrinken.

Wäre ich bloß einfach nicht hingegangen.

Und dann auch sofort diese dunkle Seite der Magersucht, die, die ausweichen will, sich und andere in Bezug auf das Essen austricksen will. Es hätte eine Möglichkeit gegeben, dem Nachtrinken auszuweichen und der Anorexie einmal mehr die Oberhand zu lassen – zu Ihrem eigenen massiven Schaden, den Sie in diesem Moment gar nicht merken. »Nur« Ihre Disziplin, Ihre Verbindlichkeit und Zuverlässigkeit führten Sie in die Medizinische Zentrale.

(...) Die erste Mittagsrunde, in der Gewichte und Kalorienpläne besprochen werden, war sehr schwierig. Ich war sehr angespannt, musste mich vorstellen und fühlte mich wie auf dem Präsentierteller, wie auf einer Anklagebank.

Es war auch nicht leicht, die anderen Gewichte, vor allem niedrigere Gewichte zu hören, ohne mich schuldig zu fühlen.

Alles Psychische verwandelt sich in Gewicht, Kalorien, BMI … Wenn Sie Schuldgefühle bekommen, wenn andere weniger wiegen, bedeutet das ja, dass Essen »Sünde« ist, dass Essen etwas Verbotenes ist. Etwas, das Sie anderen stehlen, als seien Sie in einem Hungergebiet, in dem Sie anderen von der Hilfslieferung etwas wegnehmen, sich etwas nehmen, das Ihnen nicht zusteht. Diese verkehrte Welt bezieht sich eigentlich auf Sie, auf Ihre Seele: als wenn Sie nicht leben dürften. Warum?

(…) Wenn ich mit Freunden rede oder telefoniere, habe ich meistens das Gefühl, mich rechtfertigen zu müssen. Für das, was auf meinem Essensplan steht, für mein Aussehen, meinen Körper, meinen Aufenthalt hier und vor allem für die Regeln und das Konzept der Klinik. Letzteres immer wieder vor anderen zu erklären und zu rechtfertigen ist sehr schwierig. Oftmals stoße ich bei meinen Erzählungen auf Empörung und Unverständnis bezüglich der strengen Regeln und des großen Zwangs.

»Kann man das denn nicht wieder über Genuss lernen?« – »Das ist ja schrecklich, zum Essen gezwungen zu werden.« – »So lernst du ja nie, wieder mit Spaß zu essen.« – »Das kann man doch nicht machen!«

Nein, ich würde nicht ohne den Zwang essen. Und nein, ein besonders liebevoll zubereiteter Teller, ein liebes Lächeln und die freundliche Bitte, doch etwas zu essen, werden mich nicht zu regelmäßigem Essen überreden können.

Sie sind es gewohnt, mir und vor allem meiner Vernunft zu vertrauen. Sie sehen nicht, wie sehr mich die Krankheit in Gewahrsam hat. Wie machtlos ich mich ihr ausgeliefert fühle. Ich fühle mich wie ein höriges Werkzeug der Magersucht.

Es ist keine Laune, kein Vergnügen, nicht zu essen, es ist ein Zwang. Ein Zwang, der zwar auch aus Abneigung und Ekel, vor allem aber aus Disziplin, Regeln und Verboten besteht. Ich habe Angst, von meinen Bedürfnissen zerstört zu werden, völlig außer Kontrolle zu geraten, wenn ich mir keine Grenzen setzen würde.

Das Einzige, was diesen anorektischen Regeln und Vorschriften entgegenzusetzen ist, sind höhergestellte Regeln. Regeln, die diejenigen der Anorexie entkräften, und Diätassistentinnen, die das Einhalten dieser Regeln überwachen und mir damit auch die Verantwortung und Entscheidung abnehmen.

Obwohl ich das weiß, ist es schwierig, das, was einem so viele Schwierigkeiten und zuweilen auch Qualen bereitet, ständig vor anderen verteidigen und in Schutz nehmen zu müssen. Es ist unglaublich anstrengend, neben den eigeninitiierten Kontragedanken auch noch die der anderen zu widerlegen, um von einer Mahlzeit zur nächsten weitermachen zu können.

Da wird wieder Ihre andere Seite deutlich: Wenn Freunde sich sozusagen auf die Seite Ihrer Anorexie schlagen (ohne es zu ahnen), dann wissen Sie sofort, dass der Zwang notwendig ist, wenn Sie überleben wollen. Wenn Sie das auch noch plötzlich verteidigen müssen, dann mutet es vielleicht fast masochistisch an für Sie. Vielleicht ist es auch deshalb kein schlechter Versuch, Ihre Therapieerfahrungen zu veröffentlichen. Es wäre sicherlich hilfreich, wenn mehr Menschen verstehen würden, wie es im Seelenleben eines anorektischen Menschen aussieht.

(…) Beim Essen herrscht meist eine sehr angespannte Stimmung. Es ist für jeden eine ausgesprochen anstrengende Situation, und der Druck ist groß. Die Empfindlichkeit und der Neid dementsprechend auch. Schon zu Beginn habe ich gemerkt, wie sehr viele Patienten auf die Teller der anderen sehen, Portionen vergleichen, Neid um kleinere Portionen entsteht, und die Anspannung riesig ist. Ich fand es schrecklich, konnte nicht verstehen, warum viele den anderen Patienten nichts gönnten, immer Angst hatten, ungerecht behandelt zu werden, und Regelverstöße verpetzten. Es ist wie Futterneid, nur umgekehrt.

Doch innerhalb der ersten Tage merkte auch ich, wie auch meine Anspannung stieg. Sie wuchs mit der Realisierung dessen, dass dies so weitergehen würde, ich vorerst diesem regelmäßigen Essen nicht entgehen konnte. Es ging nicht mehr darum, ein zweitägiges Wochenende bei meinen Eltern zu überstehen, an dem ich versuchte, dem häuslichen Essen zu entgehen, um dann das doch Unumgängliche in Köln wieder einzusparen. Es war vorerst ein Dauerzustand ohne vorhersehbares Ende, ohne Pause und Erholung.

Sie können den langen Weg, der noch vor Ihnen liegt, gut wahrnehmen. Leichter wird die tägliche Situation des gemeinsamen Essens dadurch natürlich nicht. Es könnte auch sein, dass es zumindest phasenweise leichter wäre, alleine zu essen. Das scheitert allerdings am Personalschlüssel und auch an der Überlegung, dass es auch darum gehen muss, der sozialen Situation des Essens nicht auszuweichen.

Die wachsende Anspannung wirkte sich auch bei mir auf die Beobachtungen anderer aus. Auch ich wurde, ohne es zu wollen, sehr viel misstrauischer im Vergleichen der Portionen und neidisch auf kleinere Mengen.

Zum Glück merkte ich es sehr schnell und hoffte, diese unschönen Eigenschaften unterbinden zu können.

Mir scheint, das gehört sehr zu Ihnen: eine schnelle und harte Strenge sich selbst gegenüber. Als wenn es in dieser Situation nicht reichen würde, überhaupt erst einmal die Situation des betreuten Essens zu überstehen – und für sich zu sorgen. Ihr strenges Über-Ich wird Sie noch sehr beschäftigen (müssen).

Die erste vollständige Woche

27.09. bis 03.10.2010

Ich schlafe im Moment sehr, sehr schlecht. Bin sehr unruhig und nervös.

Ich hatte auch sehr große Angst vor dem ersten regulären Montagswiegen. Die Verwunderung war riesig. Trotz der riesigen Mengen, die ich seit Donnerstag täglich gegessen habe, und trotz des schlechten Körpergefühls habe ich nichts zugenommen. Nicht ein Gramm.

Wie kann das sein? Zu Hause habe ich kaum noch gegessen, jetzt tue ich es mehrmals täglich und regelmäßig. Meinem Gefühl nach hätten es mehrere Kilo sein müssen.

Ihr Körper war in einem Zustand der Kachexie (Ausmergelung), und alle metabolischen (zur Verdauung gehörigen) Prozesse waren auf »Hunger« gestellt. Jetzt beginnt der Körper mit dem Aufbau, und der geht naturgemäß nicht automatisch mit einem Gewichtszuwachs einher. Es zeigt sich, wie viele Kalorien Sie brauchen, um tatsächlich zuzunehmen.

Langsam entwickle ich wieder Geschmacksvermögen. Ich habe zum Beispiel gemerkt, dass Pflaumenmus die mir liebste Marmelade ist. Dass ich morgens Marmelade essen muss, habe ich nun akzeptiert, und so kann ich mich mittlerweile auch ein kleines bisschen freuen, wenn ich morgens das Pflaumenmus und kein Kirsche auf dem Teller habe.

(…)

Einige Mitpatientinnen sagten mir, dass sie bei meiner Ankunft dachten, dass ich einen noch wesentlich niedrigeren BMI hätte. Leider muss ich ehrlich zugeben, dass mich das erleichtert hat. Viele haben mir erzählt, dass auch sie diese Angst kennen, den Platz hier nicht verdient zu haben, nicht weit genug gegangen zu sein, um hilfeberechtigt zu sein.

(...)

Ich bin sehr erschöpft und müde. Das ständige Durchhalten und Starksein strengt an. Ich spüre nur Benommenheit. Weder Trauer, Wut, Freude, Vergnügen oder Liebe – nur Erschöpfung.

(...)

Gegen den enormen Bewegungsdrang versuche ich mit sogenannten Skills vorzugehen. Morgens hilft eine kalte Dusche meist ganz gut. Tagsüber ist frische Luft und Ablenkung durch andere hilfreich.

(...)

Es geht mir nicht besonders gut. Mein Bauch fühlt sich so voll an. Der Magen drückt so sehr, dass er mir den Raum zum Atmen nimmt. Ich habe Kopfschmerzen, und meine Augen sowie mein Rücken tun sehr weh.

(...)

Laut einer amerikanischen Studie dauert die seelische Regeneration sehr viel länger als die Gewichtszunahme. Durchschnittlich erst ein halbes Jahr nach dem Erreichen des eigenen »Set-Point«, dem natürlichen Gewicht des Körpers, sei mit einem normalen Hunger-/Sättigungsgefühl und einer realistischen Eigenwahrnehmung zu rechnen. Das bestärkt meine Ängste vor einer raschen Gewichtszunahme ohne ein verändertes Körpergefühl und nimmt mir gleichzeitig die Illusion, dass seelische und körperliche Regeneration miteinander einhergehen könnten. Zu wissen, dass ein Wohlfühlen meist erst nach längerem Erhalten des Normalgewichtes eintritt, senkt jedoch auch ein wenig meinen Erwartungsdruck. Es mildert die Angst davor, ein hoffnungsloser Fall zu sein, wenn seelische Regeneration und körperliche Regeneration noch nicht einhergehen.

Einerseits ist es hilfreich, sich auch mit wissenschaftlichen Ergebnissen aus der Behandlung der Anorexie zu beschäftigen, weil Sie sich dann besser einordnen können. Andererseits laufen Sie vielleicht Gefahr, sich noch mehr zu »verkopfen«, noch mehr alles intellektuell steuern zu wollen. Sie müssen aufpassen, dass Sie sich darin nicht verlieren. Die »eigentliche« Arbeit ist die psychische, und das bedeutet im Moment, dass Sie viel aushalten müssen, sich großer Unsicherheit und vor allem unangenehmen Gefühlen und Körperempfindungen stellen müssen.

In dem Buch »Die Frau, die im Mondlicht aß«, von Anita Johnston, das ich auf Empfehlung unserer Gruppentherapeutin momentan lese, zeigt die Autorin Betroffenen einer Essstörung durch Mythen und Märchen, wie sie ihren eigenen Körper, ihre Gefühle und Gedanken, ihre Geschichte besser verstehen und anders wahrnehmen können.

Ein Kapitel verdeutlicht über eine Geschichte, dass die Krankheit in einer für mich ausweglosen Lage die einzige Rettung zu sein schien. Wie ein rettender Baumstamm, der uns vor dem Ertrinken in einem reißenden Fluss bewahrt.

Meine Lebenssituation schien mir außer Kontrolle zu geraten, und da habe ich versucht, mich an die verbleibende Kontrolle zu klammern.

Eine Zeitlang, kann so ein Baumstamm einen auch über Wasser halten. Aber es kommt ein Augenblick, da ist das Ufer, die Hilfe in Sicht, und dann muss man bereit sein, den Ast, also die Krankheit, welche einen am freien Schwimmen, am Leben, hindert, loszulassen. Man muss das Selbstvertrauen haben, wieder allein schwimmen zu können.
Das ist das so schwer zu verstehende Paradoxon, der Widerspruch der Anorexie: Sie erleben Ihre Krankheit als etwas Rettendes, etwas, was Sie durch das Wasser trägt. In Wirklichkeit ist es aber der Weg in den Untergang. Immer wieder werden Sie sich mit dieser verkehrten Welt auseinandersetzen müssen und verstehen lernen, dass Sie auf den falschen »Stamm« gesetzt haben.

Es widerstrebt mir immer noch sehr, zuzugeben, dass ich überfordert war, dass mein Leben mir außer Kontrolle geraten ist.

Warum konnte ich das, was andere geschafft haben, nicht schaffen? Ich zweifle sehr viel mehr an meinem Handeln und dessen Richtigkeit und mache mir über viele Dinge Gedanken, die für andere nebensächlich sind.

Die Gefahr ist, dass Sie immer wieder die Anorexie ersetzen durch andere Zweifel (wenn es gerechtfertigt ist, die Magersucht als einen tiefen Selbstzweifel zu deuten). Es scheint so, als wenn es in dieser Situation für Sie nur zwei Möglichkeiten gibt: Entweder Sie zweifeln an sich, indem Sie hungern, oder Sie verzweifeln an den kreisenden Gedanken und massiven Selbstzweifeln.

Das Selbstvertrauen, wieder ohne die Krankheit leben zu können, fehlt mir noch sehr. Ich wünsche es mir sehr, und die Angst vor einer Chronifizierung, vor einem ständigen Leben in der Krankheit, ist sehr groß. Trotzdem scheint mir die Möglichkeit einer anorexiefreien Zukunft momentan noch sehr weit.

Hier in der Klinik so viele Patienten mit jahrelangem Krankheitsverlauf zu sehen vergrößert diese Angst sehr.

(...)

Im Zuge der Therapie sollte ich zwei Briefe an die Anorexie schreiben. Einen, in dem ich die Essstörung als Freund sehe, und einen, in dem sie mein Feind ist.

Dazu musste ich darüber nachdenken, was mir die Essstörung gibt. Ich habe das Gefühl, dass sie auf mich aufpasst. Aufpasst, dass ich nicht verschmutzt werde. Sie beruhigt mich, nicht plötzlich zu viel und zu präsent zu sein. Sie hilft mir, mein Leben und vor allem mich zu kontrollieren. Lindert die Angst vor der eigenen Macht, vor etwas Bösem in mir, die/das es zu verstecken galt. Lindert meinen Ekel vor mir selbst und hilft mir, mich auf das Wesentliche zu konzentrieren. Den Blick für das Wichtige und Wahre nicht zu verlieren. Ich fühle mich durch die Essstörung rein, sauber und stark. Während mich das Leben aussaugt, ist Hunger der vergebliche Versuch geworden, Stärke und Selbstachtung zu fühlen.

So widersprüchlich es Ihnen auch erscheinen mag: Das ist die Abkehr vom Leben. Das, was Ihnen rein und kontrolliert erscheint, ist die Bezähmung Ihrer anderen Seite, der Seite, in der Ihre Lust (am Leben), Ihre Aggressivität, Ihre Gier und viele andere für Sie unangenehme oder unaushaltbare Gefühle aufgehoben sind. Ich weiß, dass Ihnen diese Erklärung Ihrer psychischen Abwehr gegen das Lebendige absurd und herbeigeholt vorkommt. Sicherlich ist es für diese Erklärung auch noch viel zu früh, weil Sie sie nicht ertragen können. Und dennoch legen Ihre eigenen Gedanken es schon nahe, worum es geht.

Aber woran hindert mich die Essstörung?

Sie hindert mich daran, richtig zu leben. Sie hindert mich daran, meine Ziele und Träume zu verfolgen, lässt mich diese zuweilen sogar vergessen. Ich musste mein Studium aufgrund der Anorexie unterbrechen. Vor wenigen Wochen noch undenkbar für mich. Sie hat mich kapitulieren lassen und in die Knie gezwungen. Ich kann mich nicht mehr richtig konzentrieren, verstehe Zusammenhänge und Gelesenes viel mühsamer, merke es und schäme mich dafür. Die Anorexie hindert mich daran, das Leben um mich herum richtig wahrzunehmen, den einen Tag vom nächsten zu unterscheiden, Erinnerungen und Eindrücke zu bewahren. Viel zu sehr richtet sich meine Aufmerksamkeit auf das Ohrenrauschen, den Schwindel und die Rücken- und Kopfschmerzen. Ich muss mich konzentrieren und anstrengen, um wach und »da« zu bleiben. Durch die Anstrengung fühle ich mich nicht schwach. Zwischenzeitlich fühle ich mich so, als könnte ich Großes leisten, und doch ist es nicht so.

Die Krankheit hindert mich daran, voller Energie und Lebensfreude Unternehmungen mit Freunden zu planen. Durch das ständige Denken und Planen ums Essen bzw. Nicht-Essen werden mir die Energie und Zeit sowie der Genuss toller Gesellschaft geraubt. Die Krankheit blockiert meine Gedanken. Ich hasse die Anorexie dafür, dass sie mir Leichtigkeit und Lebensfreude nahm. Dass ich selbst unter meinen liebsten Freunden nicht mehr frei lachen kann, ständig angespannt, kontrolliert und traurig bin. Ich verachte sie dafür, dass sie mich so hoffnungslos und verzweifelt fühlen lässt. Dafür, dass sie mich meinen Freunden und meiner Familie gegenüber unehrlich werden ließ, mich lügen und schummeln ließ.

Vor allem aber scheint es mir untragbar, was die Anorexie meinen Freunden und meiner Familie antut. Welche Sorgen und Kummer ihnen dadurch bereitet wird. Ich hasse die Anorexie für jeden Gedanken, den sie an sie verschwenden. Und eigentlich wünsche ich mir mein Leben zurück.

Das ist ein guter Punkt: Was ist Ihr Leben? Was hat es ausgemacht? Und wie soll es aussehen? Was war nicht auszuhalten in dem Leben? Was ist das, was Sie sich wieder ersehnen?

Ich sollte mir all dieser Hindernisse bewusster werden. Obwohl ich so zahlreiche Hindernisse benennen konnte, ist es doch so schwierig, sie so sehr zu verinnerlichen, dass sie die positiven Gefühle aufwiegen können.

Die Vorteile der Anorexie beziehen sich meist auf die nahe Zukunft. Dem anorektischen Drang nachzugeben, bedeutet sich der Konfrontation mit dem Essen zu entziehen, der Angst vor den Folgen des Essens zu entkommen und sich gleichzeitig stark und mächtig zu fühlen. Stärker und mächtiger zu sein, als die eigenen Bedürfnisse, und sich selber somit vollkommen unter Kontrolle zu behalten. Langfristig gesehen mag die Krankheit viele Nachteile mit sich bringen, aber in der nahen Zukunft verspricht auch die Genesung keine Erleichterung. Gesund zu werden ist erst mal anstrengend, schmerzhaft und verlangt einem unheimlich viel Kraft ab. Obwohl objektiv betrachtet eine Entscheidung für langfristige Vorteile effektiv erscheint, sind der Sog seitens der Krankheit, des kurzzeitigen »Gutfühlens« und das Misstrauen gegenüber einer tatsächlich langfristig eintretenden Erleichterung durch das Aufgeben der Krankheit extrem groß.

Der ewige innere Kampf zwischen der Stimme der Essstörung und der der Genesung ist unerbittlich, ermüdend, hart und zermürbend. Und manchmal, manchmal ist mir einfach alles egal. Und dann will ich mich einfach nur verkriechen.

Nicht umsonst heißt es: MagerSUCHT, weil sie als nicht stoffgebundene Sucht (im Unterschied zu den stoffgebundenen, von Substanzen erzeugten Abhängigkeiten) sich tatsächlich aufführt wie eine Sucht, von der man auch körperlich nicht loszukommen scheint. Ein langer, harter Kampf.

Zu Hause habe ich mich am Ende täglich gewogen. Ich brauchte die Kontrolle. Waren es dann doch mal ein paar hundert Gramm mehr, so war ich nicht verzweifelt.

Ich habe immer gesagt, dass ich kein Problem hätte, wieder zuzunehmen. Das ist natürlich leicht gesagt, wenn eine kleine Zunahme zum nächsten Tag schon wieder »behoben« werden kann. Während jede Zunahme berichtigt werden musste, wurde jede Abnahme zum neuen »Richtgewicht«.

Hier in der Klinik, wo ich die Kontrolle nicht mehr selber habe, beängstigt mich jedes Hundertstel, welches nicht zu der erforderlichen Gewichtszunahme von 500 Gramm die Woche gehört. Zwar beunruhigt mich die Mindestgewichtszunahme auch schon, aber noch viel beängstigender ist eine Erhöhung des Kalorienplans bei Ausbleiben der erforderlichen Zunahme.

(…)

Ich habe weiterhin zahlreiche Lebensmittel, die zu essen mir besonders schwerfallen. Die auf einer sogenannten »schwarzen Liste«, einer verbotenen Liste, standen. Trotzdem merke ich eben auch, dass ich, wenn ich schon essen muss, froh bin, wenn es schmeckt. Wenn ich einen besseren Tag habe und mich während des Essens nicht so sehr hetzen muss und nicht ganz so angespannt bin, versuche ich jetzt auch mal, was zu schmecken. Manchmal geht das aber gar nicht. Dann ist die Mahlzeit nur mit Druck, Anspannung und Stress verbunden.

(...)

Heute musste oder durfte ich mir das erste Mal mein Frühstück selber nehmen. Die Diätassistentinnen haben mir alles am Büfett gezeigt und mir die Portionen erklärt. Es geht nun darum, sich die Portion selber zusammenzustellen und angemessen zu portionieren. Nachdem ich mir meinen Plan zusammengesucht habe, musste ich das Ganze dann noch mal den Diätassistentinnen vorzeigen.

Vorher war ich schon ein bisschen nervös. Eigentlich hat es aber ganz gut geklappt, und ich war hinterher ganz zufrieden mit mir.

Jeder einzelne Schritt näher an die Selbstständigkeit, auch wenn er noch so klein erscheinen mag, löst erst Verunsicherung aus. Aber genau diese kleinen, für Außenstehende minimal erscheinenden Schritte nach vorne in die Eigenverantwortung sind es, die die Hoffnung auf eine eigenständige Zukunft nähren.

Ich finde in meinen Aufzeichnungen täglich viele Notizen über das Essen, über die einzelnen Mahlzeiten, den Geschmack, wie schwer es mir gefallen ist und in welcher Zeitnot ich war. Die meiste Zeit des Tages scheint mit dem Essen, den Gedanken ans kommende Essen, der Verarbeitung des vorherigen Essens oder den Überlegungen bezüglich einer Planumstellung gefüllt zu sein.

Sehr anstrengend.

(…)

Das Essen war okay. Aber ich habe jetzt einfach echt keine Lust mehr auf das ständige Essen.

Ich mag jetzt einfach nicht mehr und wünsche mir eine Pause.

(…)

Durch Unzufriedenheit, innere Unruhe und Anspannung steigt der Bewegungsdrang. Oftmals ist er sehr groß und nicht immer auszuhalten.

(…)

Nun bin ich zwei Wochen hier. Habe das Gefühl, therapeutisch noch nichts erreicht zu haben, ständig nur zu essen, aber nicht wirklich etwas zu schaffen. Ich bin sehr unzufrieden und ungeduldig. Versuche, dem Essen immer mehr zu entgehen und zu entkommen, zu schummeln, wo es nur geht.

Zwei Wochen sind noch keine lange Zeit! Wenn es gut läuft, brauchen Sie mindestens zwei Wochen, um sich überhaupt an die Klinik, an das therapeutische Essen und überhaupt an eine psychotherapeutische Herangehensweise zu gewöhnen.

So sehr durchaus zu verstehen ist, dass es für Sie »schon« zwei Wochen sind, so sehr zeigt sich schon früh etwas, was von Seite der Therapeuten immer wieder schwer zu vermitteln ist: dass die Behandlung der Anorexie Zeit braucht und dass Sie sich noch häufig innerlich und auch nach außen mit Ihren Behandlern darüber werden auseinandersetzen müssen. In der Behandlung der Anorexie muss man mehr als bei anderen psychischen Erkrankungen neben der intrapsychischen Auseinandersetzung immer wieder auch den äußeren Rahmen setzen und halten.

In einer Therapie haben wir über die Erwartungen und den Leistungsdruck anderer, aber auch uns selbst gegenüber gesprochen.

Es ist schwierig, wenn das Umfeld von einem erwartet, ohne Schwierigkeiten und Probleme ein Ziel nach dem anderen zu erreichen. Vielleicht üben sie zwar nicht offensichtlich Druck aus, gehen aber wie selbstverständlich von einem erfolgreichen Verlauf der Dinge aus. Den Druck, diesen Erwartungen zu entsprechen, machen wir uns dann selber.

Die Unzufriedenheit sich selber gegenüber steigt mit jeder Aufgabe, die man scheinbar nicht zur vollkommenen Zufriedenheit der anderen oder zur eigenen Zufriedenheit ausgeführt hat.

Ich habe das Gefühl, zu versagen, weil ich es noch nicht mal schaffe, in der Gesellschaft meiner wunderbaren Freunde glücklich zu sein. Ich weiß, dass diese Situation mich glücklich machen sollte, strenge mich an, fordere mich dazu auf, und doch bekomme ich dieses Gefühl einfach nicht zustande.

Ihr Perfektionismus macht es Ihnen immer wieder besonders schwer. Normalerweise hält man Perfektionismus für etwas Gutes, für eine gesteigerte Leistungsbereitschaft beispielsweise. Perfektionismus ist aber auch ein psychischer Abwehrmechanismus, mit dem all das Lebendige, das Unordentliche in einem selbst bekämpft werden soll. Wenn ich mich immer daran abarbeite, dass ich meine Ziele nicht erreiche, weil ich »leider« nun mal so perfektionistisch bin, dann bin ich meilenweit von den seelischen Dimensionen entfernt, um die es wahrscheinlich eigentlich geht.

2. Woche

04.10. bis 10.10.2010

Es fällt mir sehr schwer, meine Trauer, geschweige denn die Gründe dafür in Worte zu fassen. Am Telefon fällt es mir schwer, eine ehrliche Auskunft über meine Gefühlslage zu geben. Täglich werde ich hier mehrmals gefragt, wie es mir geht, und aufgefordert, über meine Gefühle zu sprechen, sehe an Mitpatienten, dass hier eine ehrliche Antwort gefragt und erwünscht ist und kann doch am Telefon Freunden oder Familie nicht sagen, wenn es mir schlecht geht.

(…)

Ich kann leider nicht sagen, dass ich aus Sorge um mich in die Klinik gegangen bin. Ich bin in die Klinik gegangen, weil ich erkannte, dass ich für meine besten Freunde und Familie unzumutbar war.

Mir wird gesagt, ich müsste lernen, mich um mich selber zu sorgen und für mich selber zu essen. Aber wie soll man für sich selber gut sorgen und sich kümmern, wenn man oftmals so sauer und enttäuscht von sich selber ist.

Spüren Sie die Verdrehung? Es wäre ja viel naheliegender, sich genau deshalb, weil sie so sauer und enttäuscht von sich selber sind, sich um sich zu kümmern! Am Ende ist es uns nicht so wichtig, weshalb Sie hier sind. Hauptsache: Sie sind da, und insofern tragen wir Ihre Rationalisierung (eine Erklärung für eigenes Fühlen oder Handeln, das nicht bewusstseinsfähig ist) mit in der Hoffnung, dass wir Sie langsam, aber sicher an sich selbst heranführen können. Im

Übrigen bin ich sicher, dass gerade Ihre Freunde Sie nicht als unzumutbar erlebt haben, sondern wahrscheinlich lediglich sehr besorgt um Ihr Leben waren und sind.

Heute Morgen musste ich leider mal wieder so richtig schön meine Anorexie pflegen. Auf manchen Verpackungen steht die Kalorienmenge, für »Notfall-Situationen« musste ich, gezwungen durch die Anorexie, diesbezüglich eine Liste der Nährwertangaben anfertigen. Auch meinem Bewegungsdrang konnte ich heute nicht effektiv genug entgegenwirken und habe auf dem Zimmer Kraftübungen gemacht.

(...)

Um wieder einen Schritt weiterzukommen und einen Teil der Zwischenmahlzeit unbetreut, ohne Diätassistentinnen, einnehmen zu dürfen, strenge ich mich momentan sehr an. Wenn mir etwas besonders schwerfällt und ich es dennoch schaffe, dann hätte ich ehrlich gesagt eigentlich am liebsten, dass die Diätassistentinnen das sehen. Oftmals würde ich meine Freunde, Familie und einige Mitarbeiter hier nur für einen ganz kurzen Moment fühlen lassen, wie schwierig das Essen und das gesamte Durchhalten oftmals für mich ist. Nur einmal so kurz, dass sie wissen wie schwierig und kraftraubend eine für sie alltägliche Tätigkeit sein kann, die man auch noch mehrmals am Tag tun muss.

Sie werden damit leben müssen, dass Menschen ohne Essstörung sich kaum einfühlen können in den Gedanken, dass einem das Essen schwer werden kann. Die normale psychische Verfasstheit des Menschen ist ja genau umgekehrt angelegt. Das eigentliche Problem liegt im Maßhalten von Mengen. Die Einsamkeit, die automatisch aufgrund dieser Symptomatik mit Ihrer Anorexie verbun-

den ist, ist immer wieder schwer auszuhalten. Teilen können Sie das Gefühl letztendlich nur mit denen, die Sie als Ihre anorektischen Mitpatientinnen eher als Konkurrentinnen empfinden, als dass Sie mit Ihnen das Leiden teilen könnten. Dies wird erst in einer späteren Phase der Behandlung möglich werden.

Der Stress vor dem Wiegen ist immer sehr groß, und die Nächte davor sind besonders unruhig. Ich mache mir viele Gedanken, wie das Gewicht beim nächsten Wiegen wohl sein wird, versuche nachzufühlen, wie viel ich wohl zugenommen habe.

Die wünschenswerteste Zunahme wäre zweifelsohne eine Punktlandung auf dem Wochenziel der Gewichtszunahme.

Oftmals wäre eine Abnahme oder ein Stillstand im ersten Moment zwar erleichternd, die dadurch nötige Erhöhung jedoch wieder deutlich erschwerend.

Selbstverständlich gibt es zahlreiche Tricks und Ideen, die gewünschte Zunahme vorzutäuschen. Schwierig ist nur, dass man die reale Gewichtszunahme nicht einschätzen kann und daher nicht weiß, wie viel man erschummeln muss. Meistens denke ich, meinem Körpergefühl nach zu urteilen, dass meine Zunahme weit über dem geforderten Wochenschnitt liegt.

Da die Erfahrung jedoch schon zeigte, dass mein Körpergefühl mich hier oft täuscht, werden alle Alternativen in Betracht gezogen, um einer Erhöhung zu entgehen.

Das Problem ist nur, wenn man zu viel schummelt und über die 500 Gramm kommt, treibt man das Wochenziel der darauffolgenden Woche noch weiter und vor allem unnötig in die Höhe … Es scheint eine beängstigende Gratwanderung zu sein.

Und dann ist da noch die Angst vor der Zahl. Angst, eine zu hohe Zahl auf der Waage nicht aushalten zu können.

Es ist ein innerer Kampf, geführt von der Anorexie, dem eigenen Gewissen und ständig überschattet von der allgegenwärtigen und quälenden Angst, »Fehler« zu machen.

Auch Menschen mit einem guten Körpergefühl können Gewichtsschwankungen von plus/minus einem Kilo, die im Tagesverlauf normal sind, nicht immer einschätzen. Da Sie Ihr Körpergefühl dramatisch verloren haben, können Sie dies noch viel weniger von sich erwarten oder verlangen. Es bleibt Ihnen gar nichts anderes übrig, als diese Kontrolle nach außen auf die Waage zu verlagern und zu versuchen, die Werte in das Körpergefühl zu reintegrieren.

3. Woche

11.10. bis 17.10.

(...)

Das macht mir Angst. Es macht mir Angst, geliebte Menschen so unsicher und labil zu sehen und ihnen von hier aus nicht helfen zu können. Es macht mir Angst, sie nicht unterstützen und stärken zu können, sondern sie so allein lassen zu müssen. Ich habe dann das Gefühl, dass mir die Kontrolle über die Situation mal wieder entgleitet. Eine Kontrolle, die ich mir an anderer Stelle versuche zurückzuholen. Kontrolle, die ich über kontrolliertes, gezügeltes Verhalten vermeintlich zu gewinnen scheine.

Weil mir das hier nicht möglich ist, ist das Aushalten dieser Hilflosigkeit noch schwieriger und der innere Druck sehr viel größer.

Am Tag darauf habe ich mit Papa telefoniert, der auf einem Kongress in Prag war. Er war sehr besorgt und sensibel und fragte, wie es mir ginge, ohne dass ich das Gefühl hatte, mit »gut« antworten zu müssen. Das vereinfacht eine ehrliche Antwort. Es ist schon schwierig genug, negative Gefühle und Stimmungen zuzugeben. Die Angst vor der Macht der eigenen Emotionen, Gefühle und deren Auswirkungen ist nach wie vor sehr groß. Unmöglich erscheint es, jemanden, der eine positive Antwort zu erwarten scheint, durch eine negative zu enttäuschen.

(...)

Sobald jemand mit einem Problem zu mir kommt, fühle ich mich in der Verantwortung, dieses Problem zu lösen. Ich habe das Gefühl, mehr als andere leisten und aushalten zu können und daher mit allen Schwierigkeiten zurechtzukommen, wenn ich mich nur genug anstrenge. Das Gefühl nach Verbundenheit, Zugehörigkeit, der Wunsch nach Harmonie ist sehr groß. Dafür bin ich bereit, Kompromisse einzugehen, Bedürfnisse zu opfern, um Frieden zu wahren.

Ich habe das Gefühl, alles Mögliche tun und nicht unversucht lassen zu müssen, um den Menschen, die mir lieb sind, zu helfen. Sollte ich es am Ende nicht schaffen, so habe ich versagt. Hier wird einem oft geraten, sich mehr um sich selbst zu kümmern.

Aber gibt es einen vernünftigen Grund, sich in der Unterstützung anderer zurückzunehmen? Wie sollte man selbst glücklich und zufrieden sein können, während die Menschen um einen herum es nicht sind?

Zu merken, wie eingeschränkt ich durch meinen Aufenthalt hier in der Klinik, der meiner Gesundheit dienen soll, in der Position der Helfenden bin, ist sehr schwierig vor mir selbst zu rechtfertigen. Stelle ich mein eigenes Wohl dadurch nicht vor das Wohl der anderen? Und dabei scheine ich diese Chance oftmals auch noch nicht mal wirklich nutzen zu können.

Das Gefühl, hilflose und verzweifelte Menschen allein zu lassen, macht mir große Angst. Große Angst, den falschen Weg gewählt zu haben. Einen Fehler zu begehen.

Während des Telefonats sind mir die Tränen gekommen, aber ich habe mir in meiner Stimme wohl erst nichts anmerken lassen.

Sie unterliegen einer massiven altruistischen Abtretung, das heißt, dass Sie sich selbst aktiv hintanstellen und verzichten, weil Sie Ihre eigenen Bedürfnisse für so übermächtig halten, dass Sie mit einem Ausleben dieser Impulse anderen die Luft nehmen würden. Sie werden dieses Problem nicht bewältigen, indem Sie sich noch mehr anstrengen, für andere zu verzichten. Auch hier kann es nur darum gehen, sich der eigenen inneren Welt und ihrer Bedeutung zuzuwenden. Eine wichtige Frage ist: Warum glauben Sie, dass Ihre eigenen Bedürfnisse, wenn Sie sie nur ausleben würden, anderen keinen Platz mehr lassen? Etwas zugespitzt, könnte man auch der Frage nachgehen, dass es in Ihnen einen von Ihnen selbst als derart aggressiv wahrgenommenen Lebensimpuls gibt, der andere vernichten möchte. Solche durchaus natürlichen Gedanken und Impulse sind allerdings mit Ihrer Selbstwahrnehmung überhaupt nicht kompatibel.

Wirklich bedrückt und traurig bin ich, wenn ich merke, dass sich Menschen wegen meiner Situation Vorwürfe und Sorgen machen. Dies löst derartige Schuldgefühle in mir aus, die nicht auszuhalten sind, wodurch ich meine Gefühle nur noch mehr unterdrücke. Die Angst vor den Konsequenzen der Trauer und Hilflosigkeit, die die Trauer in mir auslösen könnten, ist sehr groß. Ich habe Angst, dann gar nicht mehr handeln und funktionieren zu können. Ich habe Angst, von meinen eigenen Gefühlen blockiert zu werden.

Zu merken, wie ich trotz Tränen versuche, meine Verzweiflung zu vertuschen, bedrückt mich, weil ich mittlerweile eigentlich weiß, dass es wichtig ist, einen Zugang zu den eigenen Gefühlen zu haben. Nur jedes Mal, wenn ich quasi vor der Wahl stehe, ist die Angst vor den Gefühlen so groß, dass sich der Mechanismus der Verdrängung verselbstständigt.

Zu merken, wie wenig ich mir wert bin, lässt mich verzweifeln und mich sehr einsam fühlen. Denn wenn mir das Wohl der anderen wichtiger ist und ich sie jedoch auch noch auffordere, sich um ihr eigenes Wohlergehen zu sorgen, dann bleibt für mich ja keiner übrig, und ein kleiner Teil in mir hat die Befürchtung, dass ich das so alleine nicht schaffen werde.

Nach dem Telefonat mit Papa ging es mir sehr schlecht. Ich war sehr verzweifelt und musste ziemlich weinen. Es überkam mich richtig und war überhaupt nicht aufzuhalten. Ich hatte Angst um die Menschen, die ich im Stich zu lassen schien, Angst davor, dass alles zusammenbricht und alles kaputtgeht. Gleichzeitig war ich wütend auf mich, meine Fassade wahrscheinlich nicht gut genug aufrechterhalten zu haben, wütend, meinem Papa eventuell Sorgen zu bereiten. Ich war wütend und enttäuscht von mir, mich nicht gut genug zusammengerissen zu haben. Hatte Angst davor, die Situation eines anderen durch mein Versagen verschlimmert zu haben.

Ich saß im Bad und versuchte, mich zu beruhigen. Hatte das Gefühl, dass mein Magen sich immer enger zieht, Druck ausübt und ich brechen müsste. Ich hätte mir ziemlich gerne wehgetan. Ich hatte den Wunsch, dieses übermächtige Gefühl aus Angst und Verzweiflung, das mich so zum Weinen brachte, aus mir herauszubekommen. Es loszuwerden. Gleichzeitig habe ich versucht, mich mit Vernunft zu beruhigen, meine Gefühle wieder unter Kontrolle zu bekommen, damit ich nichts dergleichen tue. Ich habe versucht, mir klarzumachen, wie wichtig es ist, sich jetzt zu beruhigen. Schließlich sitzen die anderen schon zusammen, warteten auf mich, und ich musste meine Spätmahlzeit noch essen. Es würde auffallen, wenn ich jetzt nicht runterkäme, also musste ich mich wieder sammeln, beruhigen und zusammenreißen.

Dies gelang mir auch irgendwann. Was blieb, war das Gefühl totaler Erschöpfung und Kraftlosigkeit. Aber das Wichtigste war, dass keiner etwas mitbekommen hat.

Solange derartige Gefühlsentgleisungen unbemerkt und unbeobachtet bleiben, scheinen sie nicht so schlimm zu sein, da sie keine Konsequenzen tragen.

Während der Woche waren wir einmal im Supermarkt, um uns für die Zwischenmahlzeiten etwas zum Austauschen zu kaufen. Sobald wir unsere Zwischenmahlzeiten abgegeben haben und selbstständig ohne Betreuung der Diätassistenten einnehmen dürfen, ist es erlaubt, die von der Klinik erhaltene Mahlzeit durch ein eigenes, gleichwertiges Lebensmittel einzutauschen. Hierzu bekommt man von den Diätassistenten verschiedene Listen von typischen Produkten und deren Eintauschwert in Fett- und Kohlenhydrateinheiten. Zum Beispiel ist ein Obst in der Größe eines Apfels oder einer Birne ein Kohlenhydrat, während ein KitKat-Mini-Riegel eine Fetteinheit ist.

Der Einkauf war für mich sehr anstrengend und stressig. Ich fühlte mich überfordert und ans Einkaufen in Köln zurückerinnert. Ich erinnerte mich, wie ich nur noch sehr selten in den Supermarkt gegangen bin und dort circa eine Dreiviertelstunde gebraucht habe, um letzten Endes einen Eisbergsalat und entweder ein paar Tomaten oder eine Gurke zu kaufen. Es laugt mich aus und macht mich müde zu merken, wie sehr ich immer noch unter diesem Druck stehe.

Leider ist das Körpergefühl diese Woche nicht gut, und das Essen fällt mir wieder zunehmend schwerer. Besonders beim Abendessen fällt es mir sehr schwer, mich zu entscheiden, wodurch ich dann unter Stress und Zeitdruck gerate. Ich habe Angst, Fehler bei den Mengen oder in meiner Auswahl zu machen, mich fürs Falsche zu entscheiden, die »falsche« Wurst, das »schlechte« Brot zu nehmen, nicht die beste Auswahl zu treffen. Dadurch drehen sich dann sowohl beim als auch nach dem Essen alle Gedanken wieder nur ums Essen und die Frage, ob ich richtig gehandelt habe.

Jetzt habe ich aber nach einigen Tagen eine neue Strategie entwickelt: Ich sehe mir jetzt alles einmal an, entscheide mich, zeige es vor, und wenn es stimmt, setze ich mich hin und esse, ohne weiter darüber nachzudenken. Das klappte zur neuen Woche hin dann auch wieder besser. Es ist wie ein ausgearbeiteter Ablaufplan, den ich von oben nach unten ruhig abarbeite.

Das »falsche« Essen ist die Metapher für die eben beschriebene kaptative Hemmung (die Hemmung zuzugreifen). Eigentlich unterstellen Sie sich maßlose Gier und endlose Aggressivität. Wenn Sie dies nur im Ansatz ausleben, indem Sie sich etwas zu essen nehmen, dann sind Sie geängstigt und beschämt. So ist es leichter, das Essen in Gut und Böse einzuteilen, dann haben Sie wenigstens ein wenig Orientierung.

Dasselbe gilt für Ihre Gefühle in der Beziehung zu Ihnen wichtigen Menschen: Sie unterstellen beständig, dass Sie so, wie Sie sind, nicht zumutbar sind. Sie unterschätzen, wie sehr Sie diese anderen Menschen in dem Moment, in dem Sie sie schützen wollen, eigentlich entmündigen, indem Sie ihnen nicht zutrauen, dass sie mit Ihnen zurechtkommen. Wenn dann plötzlich Ärger im anderen entsteht, weil er sich von Ihnen nicht ernst genommen fühlt, dann ist das für Sie wiederum die Bestätigung Ihrer Annahme, dass Sie eine Zumutung sind. Verdrehte Welt.

Rückschritte zu machen, wieder häufiger zu versuchen, dem Essen zu entgehen, den Bewegungsdrang schwerer im Griff zu haben oder für Essensentscheidungen wieder sehr viel länger zu brauchen, tut sehr weh.

Es verletzt und enttäuscht mich und nimmt mir sehr viel Hoffnung. Obwohl ich weiß, schon einmal anders, besser gehandelt zu haben, fühle ich mich gegen den Zwang, alles so stark zu kontrollieren und der Gewichtszunahme entgegenwirken zu müssen, so unendlich machtlos. Und diese Machtlosigkeit nährt die Hoffnungslosigkeit, wodurch das Durchhalten immer schwieriger wird.

Trotz des mittlerweile gewachsenen Bewusstseins für die Gefahr von solch einem Strudel rutscht man von Zeit zu Zeit wieder hinein. Sich daraus wieder herauszureißen kostet jedes Mal aufs Neue unsagbar viel Mut und vor allem Kraft.

Heute hatte ich ein sehr schönes Telefonat mit einer Freundin, die ich, seitdem ich hier bin, nicht mehr gesprochen habe. Sie hat irgendwie genau richtig reagiert, mich erzählen und berichten lassen, nichts bewertet oder kommentiert, sondern einfach nur interessiert nachgefragt.

Außerdem hat sie besorgt nachgefragt, ob denn auch ausreichend darauf geachtet werden würde, dass jemand, der entlassen wird, unabhängig von seinem derzeitigen Gewicht bezüglich seines Essverhaltens auch selbstständig genug ist, zu Hause kontinuierlich weiter zu essen. Damit hat sie eine der größten Befürchtungen vieler von uns angesprochen: die Befürchtung, mit steigendem Gewicht frühzeitig wieder als gesund und »geheilt« angesehen zu werden …

(…)

Fortschritte zu machen und mehr Selbstständigkeit anvertraut zu bekommen führt unweigerlich zu dem Problem, die eigene Auswahl und Entscheidung vor sich selbst rechtfertigen zu müssen. Als ich das Essen angerichtet und portioniert auf meinem Teller vorfand, war es nicht meine eigene Entscheidung, und die Auswahl lag nicht in meiner eigenen Verantwortung. Meine »einzige« Aufgabe war es quasi, gehorsam zu sein.

Sich selber am Büfett aufzutun, eröffnet eine neue Variationsmöglichkeit. Zum Beispiel gibt es oftmals eine Auswahl an Beilagen, zwischen denen ich mich entscheiden kann bzw. muss. Natürlich hat das viele Vorteile, führt aber auch dazu, dass ich die Möglichkeit habe, eine »essgestörte«, vermeintlich kalorienärmere Auswahl treffen zu können. Ich spüre die Zerrissenheit zwischen dem Druck der Anorexie und dem Wunsch, die Diätassistenten, die mir durch diese Möglichkeit ja ein Vertrauen in meine eigene Stärke und Ehrlichkeit entgegenbringen, nicht zu enttäuschen.

Egal, wie meine Entscheidung ausfällt, ich muss nun für meine Auswahl, für meine Entscheidung einstehen und mich meist auch innerlich dafür rechtfertigen. Die Gedanken hinterher, ob ich nicht doch irgendwo, ohne aufzufallen, weniger hätte nehmen können, eine bessere Auswahl hätte treffen können und »geschickter« hätte sein können, sind sehr zeit- und kraftraubend sowie nervenzehrend.

(…)

Ich verbinde Anerkennung immer mit jeglicher Form von Leistung. Ich denke Menschen schätzen mich dafür, dass ich diszipliniert, verantwortungsbewusst, ehrlich und hilfreich bin und anderen Rat geben kann. Es wundert mich zum Beispiel, dass eine alte Mannschaftskollegin, die erst 16 ist, mich hier schon mehrmals angerufen hat und Interesse an mir zeigt, obwohl ich nicht weiß, was ich ihr eigentlich Besonderes gegeben habe. Es fällt mir schwer zu glauben, dass Menschen einen unabhängig von irgendwelchen Eigenschaften rein wegen der Anwesenheit mögen.

An dieser Stelle könnte es sich lohnen, ein wenig in die Vergangenheit, an den roten Faden in Ihrem Leben zu gehen. Woher rührt dieses Gefühl, dass Sie nicht nur aufgrund Ihres So-Seins angenommen werden können? Weshalb und wann haben Sie angefangen, sich selbst in dieser Form aus der Beziehung zum Menschen zu nehmen?

Heute wurde ich von Mama besucht. Abends waren wir im Kino und haben den Film »Vincent will Meer« gesehen. Das war eigentlich sehr schön. Bis auf die Schlussszene, in der das essgestörte Mädchen in einer Klinik zwangsernährt wird und den Freund anfleht, sie loszumachen und ihr zu helfen.

Das war für mich unglaublich beklemmend und einengend. Ich konnte ihren Wunsch, davon befreit zu werden, und ihre panische Angst vor der unkontrollierbaren Kalorienzufuhr total mitfühlen.

Für Mama war es, denke ich, noch schlimmer. Sie hat sehr geweint, und ich konnte einfach nur ihre Hand halten. Die Schuldgefühle ihr gegenüber waren sehr groß.

Auf dem Rückweg haben wir noch kurz in Ruhe darüber geredet. Als wir uns verabschiedet haben, hat Mama wieder so geweint und voller Ehrlichkeit und Trauer gesagt, dass sie mich so sehr vermisst, sehr große Angst um mich hat und ich bitte schnell wieder gesund werden soll. Das tat so tief in mir weh, dass ich mich unglaublich zusammenreißen musste, nicht vor ihr die Beherrschung und somit die gesamte Kontrolle der Situation zu verlieren.

Ich will ja auch wirklich gesund werden, aber es ist so unglaublich schwierig. Zu wissen, was ich ihr damit antue, ist so unendlich schwer auszuhalten, schnürt mir den Atem ab und tut richtig weh. Ich verachte mich so sehr dafür, ihr solche Sorgen zu bereiten, und trotzdem fühle ich mich in diesem Handeln so gefangen.

Die Anorexie ist eine Krankheit, die, einmal begonnen, eine ungeheure Eigendynamik entwickelt. Wenn Sie sich selbst dafür ständig verantwortlich machen, ist das nicht nur Ausdruck Ihres Perfektionismus, sondern auch Ausdruck von Größenfantasien. Es geht immer wieder auch um die Anerkenntnis einer Erkrankung, der Sie und alle um Sie herum ausgeliefert sind. So sehr, wie Sie sich immer beladen, kommt man nicht umhin, dies als massive Selbstbestrafung zu deuten. Die Frage ist natürlich, welchem inneren Impuls oder welchen Gefühlen/Gedanken gilt die Strafe?

Wenn ich Besuch bekomme, habe ich oftmals große Angst vor den Kommentaren. Ich habe Angst, dass man meine Zunahme schon stark sieht, habe Angst, dass mein Besuch darüber überrascht ist und sich ein Urteil über mich macht.

Die Scham darüber, zuzunehmen, ist sehr groß.

Auch bei Kommentaren über Mitpatientinnen bin ich weiterhin sehr empfindlich. Zu sehen, wie sie beobachtet und nach ihrem Äußeren bewertet und bezüglich des Schweregrads ihrer Erkrankung eingeschätzt werden, ist kaum auszuhalten. Es bestätigt die Angst vieler von uns, mit steigendem Gewicht wieder als gesund, glücklich und geheilt gehalten zu werden und nach dem Aussehen bzw. der Leistung beurteilt zu werden.

Zunehmen heißt sichtbarer werden, heißt, sich in die Welt schieben, zum Ausdruck bringen, dass man Bedürfnisse hat, dass man triebhaft ist. Das Normale ist schrecklich und ekelhaft!

4. Woche

18.10. bis 24.10.

Essen, welches mir schmeckt, schnell zu essen, kommt mir wie eine Verschwendung vor.

(...)

Abends hat die Therapeutin für KBT (Konzentrative Bewegungstherapie) noch die Videoaufnahme mit mir gemacht. Eigentlich stand ich der Idee, mich filmen zu lassen und mir die Aufzeichnungen dann auch noch anzusehen, sehr skeptisch gegenüber. Ich habe es dann einfach als Tagespunkt gesehen, der nun mal erledigt werden musste. Um mich zu schützen, habe ich es aber ziemlich mechanisch ablaufen lassen und es nicht geschafft, etwas davon an mich heranzulassen. Obwohl ich gemerkt habe, wie ich mich davor verschlossen habe, konnte ich es einfach nicht verhindern. Es ist mir unmöglich, mich bewusst anzusehen. Ich will mich nicht sehen.

Irgendwie ist es so, als gehöre mein Körper nicht zu mir. Ich fühle mich ganz anders als das, was ich auf dem Video gesehen habe.

Nicht, dass ich mich auf dem Video als zu dünn erachtet habe, den Körper habe ich gar nicht so wirklich wahrgenommen. Mir ist nur aufgefallen, dass die Haltung allgemein angespannt, aber ohne jegliche Ausstrahlung oder Energie ist. Es kam keinerlei Lebensenergie rüber, obwohl ich doch voller Anstrengung und Bemühungen bin.

Zwar fühle ich mich erschöpft und oft auch ausgelaugt, aber dann doch wieder sehr stark und groß und definitiv nicht krank, wie wenn ich Fieber, einen Bruch oder eine Grippe habe. Ich strenge mich an und sehe dennoch kraftlos aus.

In Unterwäsche ist mir zwar aufgefallen, dass man am Rücken auffällig viele knöcherne Strukturen sieht, zu genau wollte ich das aber auch gar nicht ansehen.

Während ich mein Tagebuch geschrieben habe, habe ich mir noch mal Gedanken darüber gemacht, dass ich alles immer von mir abprallen lasse. Irgendwie habe ich Angst davor, was passieren würde, wenn etwas zu mir durchdringen würde. Angst davor, dass dadurch mein Schutz brechen könnte, mir meine Gefühle sozusagen in den Rücken fallen könnten und mich damit zu Fall bringen könnten. Ich habe Angst davor, was passieren würde, wenn ich »falle«, und Angst davor, dass dann alles um mich herum brechen/zerbrechen könnte. Es fühlt sich so an, als wäre ich sehr groß und auch irgendwie stark und als wäre vieles von meiner Beständigkeit abhängig und trotzdem fühle ich mich nicht stabil genug, um etwas Neues, Risikoreiches versuchen zu können. Ich fühle mich stabil, solange ich an dem Gewohnten, an Regeln und Richtlinien festhalten kann.

Sie arbeiten sich zu den wesentlichen Gefühlen durch. Ihre Angst ist, dass nichts mehr so sein wird wie vorher, wenn Sie sich auf Ihre eigentlichen Gefühle einlassen. Sie fürchten, Ihr Rückgrat würde zerbrechen – ebenso wie die ganze Welt um Sie herum. Diese existenziellen Ängste gilt es zu bewältigen, Anschluss zu finden an eine Sicherheit, die das kleine Mädchen irgendwann einmal hatte. Es schadet nichts, wenn Sie sich an dem Geländer der Regeln und Richtlinien entlang weiterbewegen, solange Sie sich trauen, ab und zu in den von Ihnen so wahrgenommenen Abgrund zu schauen und zu überlegen, wie und mit welcher Unterstützung Sie hinabklettern können.

Es gibt Krisenmomente, in denen kämpfe ich sehr mit dem Essen. Diese Momente können durch Probleme anderer herbeigeführt werden. Durch Aufgaben oder Erwartungen an mich, denen ich nicht gewachsen zu sein scheine und die ich dennoch erfüllen muss. Sodass ich einfach alles Mögliche unversucht lassen muss, um dem mir Anvertrauten zu helfen.

Ich habe dann das Gefühl, meine gesamte Energie auf das Lösen des Problems lenken zu müssen und mich somit auf das Wesentliche reduzieren zu müssen, um möglichst leistungsstark und effektiv sein zu können und mich nicht von unwichtigem Ballast ablenken, verlangsamen und beschweren zu lassen.

Diese Momente können auch durch mein eigenes Körperempfinden hervorgerufen werden bzw. besser gesagt durch das fehlende Körperempfinden. Dann fühle ich mich gleichzeitig in meinem eigenen Körper gefangen und verloren, die Grenzen scheinen mir undefiniert, der Halt verloren. Auch dann habe ich das Gefühl, mich auf das Wesentliche reduzieren zu müssen, um daran festhalten zu können.

(…)

Leider hatte ich heute ein ziemlich schlimmes Mittagessen, wonach mir sehr schlecht war und ich wieder ans Erbrechen denken musste. Es wäre mir wohl auch nicht schwergefallen. Aber ich konnte den Gedanken kontrollieren, indem ich mir vor Augen gehalten habe, dass ich nun seit den vier Wochen, in denen ich jetzt hier bin, nicht erbrochen habe. Es galt, alles daran zu setzten, nicht wieder in diese erbärmliche Lage zu gelangen. Den Erfolg wollte ich mir nicht nehmen lassen, zumal ich wusste, wie leicht ich es danach immer wieder wiederholen könnte. Dafür war die Erinnerung an die Erniedrigung, das Schamgefühl, die Schmerzen und die Selbstverachtung zum Glück viel zu präsent.

Zu Hause habe ich es schließlich auch nie »freiwillig« getan, sondern nur, wenn ich essen musste, um andere nicht zu enttäuschen. So hatte ich das Gefühl, den Schaden für alle Beteiligten so gering wie möglich halten zu können. Ich habe gegessen, Freunde und Familie waren erleichtert und glücklich. Ich habe erbrochen, war zwar nicht glücklich, aber doch ein bisschen erleichtert. Verabscheut habe ich es aber immer.

Gut, dass Sie sich jetzt auch trauen, über das Erbrechen zu sprechen. Je weniger Heimlichkeit Ihnen selbst gegenüber und im Rahmen der Behandlung, desto weniger müssen Sie befürchten, etwas Schreckliches zurückgehalten zu haben. Indem Sie solche Erlebnisse und Gedanken ansprechen können, schaffen Sie die Grundlage für deren Bewältigung.

Woher kommt die Angst, dass etwas zusammenbrechen kann, wenn das Ganze eigentlich schon gar nicht mehr existiert? Ich denke, es ist der Wunsch, das, was noch ist, zu halten und vielmehr die Angst vor den Konsequenzen sich einzugestehen, dass das Unverhoffte, der Zusammenbruch des Ganzen eigentlich schon geschehen ist.

Sie spüren immer wieder, welches feste und stützende Korsett Ihre Anorexie darstellt. Immerhin können Sie sich jetzt schon über die Differenz wundern, die entstanden ist durch Ihren Fortschritt und die doch immer wieder auf den mächtigen Sog der Krankheit ver-

weist. Es ist nicht leicht, in sich selbst eine andere Festigkeit und Sicherheit als die der Anorexie aufzubauen.

Ich hatte immer das Gefühl, in unverhofften, kritischen Situationen ruhig bleiben zu müssen und die Dinge in die Hand nehmen zu müssen, um meine Mama zu entlasten und Geschwister zu beschützen. Es stand für mich einfach außer Frage, in solchen Momenten keine Gefühle oder Angst in mir hochkommen zu lassen, die mich im Handeln hätten blockieren können.

Dadurch, dass mir das Essen in einigen Momenten doch sehr schwerfällt, ist mir noch mal klargeworden, wie sehr ich den Aufenthalt hier brauche. Zu oft hätte ich in der Zeit hier schon aufgegeben. Nicht gegessen, weil es zu viel Kraft und Energie erfordert, und einfach kapituliert vor dem Gefühl, nichts schlucken zu können, vor den Bauchschmerzen, dem Völlegefühl und der Angst, zu viel zu werden. Hier werde ich über solche Situationen gebracht, indem ich einfach essen muss, weil die Diätassistenten da sind oder die anderen unten auf mich warten und wissen, dass ich eine Zwischenmahlzeit oder Spätmahlzeit einnehmen muss. Auf der einen Seite hilft dieses Wissen, wenn es mal sehr schwierig ist und ich am liebsten einfach alles lassen würde und den dann scheinbar einfacheren Weg gehen würde, indem ich einfach wieder alles so mache wie immer. Mein Studium wieder aufnehme und versuche, weiterzuleben wie bisher. Damals hatte ich durch das Studium wenigstens eine Aufgabe. Ich konnte mich darauf konzentrieren, konnte etwas schaffen, und es galt, dies bestmöglich von Tag zu Tag oder Semester zu Semester zu schaffen. Dadurch konnte und musste ich mich nicht mit mir, meinen Gedanken oder dem Essen beschäftigen. Ich hatte eine

Ausrede, warum ich keine Zeit dafür hatte, und eine Prioritätenliste, an die ich mich halten konnte und auf welcher meine eigenen Probleme am Ende standen. Jetzt wurden mir die anderen Punkte der Liste gestrichen, und was mir bleibt, ist die Konfrontation mit mir selbst.

Mittlerweile habe ich aber erkannt, dass die einzige Alternative zur Klinik momentan das Leben in der Krankheit ist. Alleine würde ich es nicht schaffen. Oft wird man gefragt, ob die langfristigen Konsequenzen der Krankheit oder gar die Todesrate einem keine Angst bereiten. Meine eigentliche Angst gilt jedoch nicht dem Tod, sondern vielmehr dem Leben in der Krankheit.

Mit der Erkenntnis, dass die Klinik momentan meine einzige Chance auf ein Leben ohne die Anorexie ist, fiel es mir sehr schwer, die Gedanken einer Mitpatientin anzuhören, die sich für einen Therapieabbruch entschieden hat. Als sie mir erstmals davon erzählte, fühlte ich mich von ihren Gedanken sofort angegriffen. Ich spürte, welche Bedrohung diese für meine Therapie waren, und war sofort alarmiert. Erst später begriff ich, dass ich viele ihrer Gedanken als meine eigenen wiedererkennen musste. Ich konnte in ihr meine Essstörung erkennen, wodurch ich wütend und abweisend ihr gegenüber reagierte. Es war die Angst vor den eigenen anorektischen Gedanken, die mich so handeln ließ. Ich kann nicht verständnisvoll und aufgeschlossen den Gedanken folgen, die ich in mir selber täglich bekämpfe. Besonders verletzt und angegriffen fühlte ich mich von ihrer Aussage, dass ja die wenigsten Patienten es beim ersten Klinikaufenthalt schaffen würden, womit sie den Abbruch ihres ersten Klinikaufenthaltes rechtfertigen wollte. Irgendwie erweckte das in der ganzen

Gruppe den Eindruck, dass man es ihrer Meinung nicht beim ersten Aufenthalt zu schaffen hat, wenn man »richtig« krank ist. Dabei sollte man sich fragen, warum man diese Menschen in der Klink nicht trifft. Weil sie zu Hause sind und hoffentlich ihr Leben genießen.

Mein bester Freund, Alex, hat mich am Wochenende besucht. Das war sehr schön. Nur musste ich mal wieder erleben, wie sensibel ich bei Bemerkungen bezüglich meines Aussehens oder meines Auftretens bin. Es hat mir sehr gutgetan und mich wirklich gefreut, als er sagte, dass ich jetzt schon wieder wacher, konzentrierter und nicht mehr so träge wirke. Dass er sich nun wieder besser mit mir unterhalten könne und ich im Verständnis einfach wieder schneller sei. Zwar merke ich, dass es mich ein bisschen berührt, wenn er sich Sorgen um mich macht, wobei dies automatisch dazu führt, dass ich versuche, ihm zu beweisen, wie gut es mir eigentlich geht und dass seine Sorgen unbegründet sind. Was mir jedoch schwerfällt, ist, geduldig zu bleiben, wenn er mir Fragen stellt oder Anmerkungen in die Richtung macht, ob »andere denn da auch irgendwie reingerutscht seien oder ein richtiges Trauma wie zum Beispiel Alkoholiker-Eltern oder Ähnliches« hätten. Dies erweckt in mir den Eindruck, versagt und keine Berechtigung für eine derartige Krankheit zu haben. Kommentare und Vergleiche mit anderen wie zum Beispiel, dass ich zum Glück nicht ganz so schlecht und jämmerlich aussehe, geben mir sehr stark das Gefühl, hier nicht berechtigt zu sein und mich für meinen Aufenthalt rechtfertigen zu müssen.

Das Wochenende über ging es mir dann plötzlich richtig schlecht. Samstagmorgen ging es noch ganz gut, und die Stimmung kippte ganz plötzlich mit stärkeren Bauchschmerzen.

Ich war ganz plötzlich sehr, sehr traurig, fühlte mich müde, kraftlos und ziemlich hoffnungslos.

Ich war mir bewusst, dass das Gefühle sind, welche ich eigentlich zulassen sollte, aber sie fühlten sich so falsch und bedrohlich an. Ich war erschöpft und energielos, hatte aber das Gefühl, mich unter keinen Umständen ausruhen zu dürfen. Die Sonne schien, eigentlich sollte ich froh sein und sie ausnutzen. Ich bin dann auch spazieren gegangen und habe dabei sehr viel geweint. Es macht mir Angst, wenn die Gefühle in mir hochkommen, und ich will dabei dann nicht gesehen werden. Ich kam mir unbrauchbar und nutzlos vor.

Ich meine, für meine Unterstützung, meinen Rat und meine Hilfe geschätzt zu werden. Aber was passiert, wenn ich selber Hilfe brauche und nicht mehr helfen kann? Wofür sollte man mich dann mögen? Was passiert, wenn ich nicht mehr zuverlässig und stark bin, sondern eine Last? Wieder kommen die Gedanken ans Studium, welches mich zum Durchhalten bewegt hat und mich vom Rest ablenken konnte. Ich hatte das Gefühl, ein Ziel, eine Aufgabe gehabt zu haben.

Als ich zurückgekommen bin, habe ich Mama endlich die Mail mit dem Artikel »Mütter haben keine Schuld« geschrieben und Anfang der Woche auch eine sehr schöne und ehrliche Antwort erhalten:

Liebe Mama,
hier ein Text, den Papa mir noch in Hamburg mal gegeben hat, der mir jetzt Anfang der Woche aber wieder in die Hände gefallen ist und den ich dir gerne zum Lesen geben würde. Die Überschrift ist »Mütter haben keine Schuld«.
Seit Anfang der Woche will ich dir eigentlich diese Mail schreiben, weil es mir sehr wichtig ist, dass Du nicht mehr nach dem Schul-

digen für meine Essstörung suchst. Schuld ist glaube ich etwas, was man in den wenigsten Fällen erteilen kann und schon gar nicht einer einzelnen Person. Für mich geht es nicht darum, wer oder was Schuld an meinem momentanen Zustand ist. Es waren viele verschiedene Umstände, Situationen, vielleicht auch teilweise Eigenschaften von Personen in meinem Umfeld, aber vor allem meine eigene Wahrnehmung des Geschehenen, die mich so handeln ließ.

Für mich ist es einfach wichtig, herauszufinden, welche Lebensumstände, Einflüsse und Begebenheiten mich dazu gebracht haben. Aber nicht um hinterher irgendwen zu verurteilen. Schließlich müsste ich mich in erster Linie ja dann selber verantwortlich machen, weil ich es zugelassen habe, dass diese Einflüsse mich derart beeinflussen, dass ich krank werde, während andere Menschen dies nicht tun, weil sie anders erleben.

Stattdessen soll es mir helfen, mich und meine Gedanken zu verstehen, um zu lernen, wie ich damit anders umgehen kann. Um erst aus diesem Zustand herauszukommen, bei weiteren Lebensumständen nicht wieder so angreifbar zu sein und endlich glücklich leben zu können.

Ich muss herausfinden, welche zahlreichen Dinge dazu geführt haben, dass ich so bin, wie ich bin. Warum ich so traurig und angespannt bin, mir die Leichtigkeit im Leben fehlt und die Essstörung für mich momentan unumstritten die einzige Möglichkeit zu sein scheint. Ich muss wissen, wodurch ich so angreifbar bin, um eine andere Lösung zu finden, um endlich glücklich leben zu können.

Irgendwie musste ich dir das mal sagen, damit du weißt, dass nichts von der Therapie oder meinem Aufenthalt hier etwas an meiner Liebe zu dir und Papa ändert. Ich weiß, dass ihr wirklich beide immer euer Bestes getan habt und mir nie etwas Böses wolltet. Und deswegen tut es mir so weh, wenn ich sehe, dass ihr versucht, einen Schuldigen zu finden bzw. euch selber beschuldigt. Es wäre sehr schön, wenn du es schaffst, dir zwar Gedanken um das Geschehene zu machen, ohne dabei an Schuld zu denken.

Ich glaube, dass hätte ich dir am Telefon nicht alles so sagen können.
(…)

Meine liebe Julie,
vielen Dank für diese Mail. Ich hab in den letzten Wochen wirklich sehr viel nachgedacht, über mich, uns alle und über deine Krankheit.
Mein Ziel war immer, dass ihr glücklich seid. Aber das Glück ist nicht allein vom Bemühen einzufangen.
(…)
Deine Mail mag ich wirklich sehr, obwohl sie natürlich auch sehr traurig ist. Ich denke auch, dass ich meinen Anteil an deiner Magersucht habe, aber mittlerweile sehe ich es nicht mehr als Schuld, sondern eben als Anteil. Alle Eltern wollen nur das Beste für ihre Kinder, den einen gelingt es besser als den anderen.
Ich wünsche dir von ganzem Herzen, dass es dir gelingt, eine glückliche Frau zu werden. Wenn ich dir dabei irgendwie helfen kann, sag es mir bitte jederzeit. Und sag mir bitte auch, wenn ich dich nerve oder belaste.
Ich liebe dich so sehr,
Mama

Die Dokumentation auf Stern TV über das Leben in einer Depression hat mich sehr aufgewühlt, weil ich, natürlich besonders bei Marie, aber auch bei den Fußballspielern und Sven Hannawald, oft das Gefühl hatte, dass meine Gedanken ausgesprochen wurden. Ich habe sehr mitgefühlt, empfand vieles als ausgesprochen gut und richtig ausgedrückt und habe so oft meine eigenen Gedanken wiedererkannt. Besonders deutlich wurde mir, wie wenig Angst viele von uns vor dem Tod haben und wie viel Angst vor dem Leben in diesem Zustand der Depression und Krankheit.

Am Sonntag ging es mir leider weiterhin nicht viel besser. Ich hatte immer noch große Bauchschmerzen, fühlte mich schlecht, traurig und kraftlos.

Ich schlafe schon seit einigen Nächten wieder besonders schlecht, unruhig und habe große Durchschlafschwierigkeiten, was sehr energieraubend und kräftezehrend ist. Leider ging es mir auch nicht besser, als meine Schwester und Papa kamen. Das machte mich dann besonders wütend auf mich selber. Die Zeit mit den beiden hätte sehr schön sein können, wenn ich nicht so traurig und kraftlos gewesen wäre. Es macht mich wütend, meine Trauer nicht besser verstecken zu können, weil ich beiden dadurch noch mehr Sorgen bereite und die Zeit besser hätte nutzen können.

Wenn ich merke, dass mein Vater versucht, mich aufzumuntern, und sehe, wie sehr er will, dass es mir besser geht, versuche ich automatisch noch mehr diese Trauer zu verbergen, um sie ihm nicht zuzumuten.

Ich vermisse die Leichtigkeit und denke, dass dies auch andere an mir tun. Oft habe ich das Gefühl, anderen mit meiner Schwermütigkeit zur Last zu fallen und nicht zur Besserung der Stimmung beitragen zu können oder diese sogar zu drücken.

Ich habe Angst, meine Mitmenschen mit meinen Gefühlen und Gedanken zu überfordern und sie zu belasten.

Oft habe ich Gefühle und Unausgesprochenes bemerkt, bevor meine Mitmenschen sich diesen bewusst waren. Ich habe Probleme erahnt oder erkannt, wollte helfen, Missverständnisse auflösen, Versäumnisse anderer nachholen und die Bedürfnisse der anderen decken. Dabei habe ich mich in viele Konflikte gemischt, was nicht immer auf Sympathie stieß, sondern ich hatte oftmals auch das Gefühl, dadurch noch mehr Probleme und Schaden verursacht zu haben.

Vielleicht bin ich überempfindlich, bilde mir Gefühle und Stimmungen anderer ein und verkompliziere das Leben vieler somit.

Natürlich gibt es mehr oder weniger sensible Menschen. Die allermeisten jedoch reagieren genauso sensibel und unbewusst wie Sie. Es geht auch um die Zumutung, den Gedanken auszuhalten, dass Sie nicht die Prinzessin sind, dass Sie genauso besonders wie alle anderen Menschen sind. Sowohl im Rückzug und Sichzurücknehmen als auch im Perfektionismus und in der Zuschreibung der besonderen eigenen Sensibilität nehmen Sie sich aus dem Kontakt. Sie sind dann unerreichbar, weil Sie so besonders sind …
Ist diese Zumutung einer Deutung für Sie schon auszuhalten?

5. Woche

25.10. bis 31.10.

Da ich jetzt öfter meinen Kalorienplan erhöhen musste, weil ich die geforderte Gewichtszunahme nicht erreichen konnte, versuche ich, mich bei den Portionen daran zu erinnern, dass eine ausreichende und nicht zu kleine Portion mich eventuell vor der nächsten Erhöhung bewahren könnte. Ich versuche, den vorhandenen Plan erst mal wirklich auszuschöpfen und somit einer weiteren Erhöhung zu entgehen.

(...)

Für mich war es immer wieder sehr wichtig, dass meine Eltern und engsten Freunde mir wirklich zuhören, mir die Chance geben, Missverständnisse zu erklären, mich zu erklären, ihre Fragen zu beantworten. Keine Fragen über meinen Kalorienplan oder das aktuelle Gewicht! Auch keine Fragen darüber, wie mir das Essen schmeckt und ob es mir leichter fällt. Ich war gerade erst am Beginn, unterschiedliches Geschmacksempfinden wieder zuzulassen und mir meine Bedürfnisse einzugestehen.

Viel zu früh war es, um dies auch Außenstehenden gegenüber einzugestehen, die dies vielleicht gleich als Entwarnung, als Zeichen der Genesung sehen würden und überdies all meine Anstrengung, täglich weiterzukämpfen, übersehen würden.

Immerhin ist die Anorexie zu etwas geworden, was die Menschen in Ihrer Umgebung mahnen soll, Sie nicht zu übersehen, nicht zu übergehen und zu realisieren, dass Sie noch krank sind. Die Anorexie wird zum Thermometer Ihrer Befindlichkeit, und so sehr Sie sich einerseits wünschen, sie zu überwinden, so sehr fürchten Sie den Untergang in die Normalität. Dahinter steht immer wieder die Angst, Sie könnten aus sich heraus Ihre Beziehungen zu wichtigen Menschen nur ungenügend gestalten.

6. Woche

01.11. bis 05.11.

In den 6, 7 Wochen hier musste ich lernen, dass ich meinen Körper doch nicht so gut kenne, wie ich dachte. Mein Körpergefühl täuscht mich ständig. Ich esse gefühlte Massen, mein Gewicht hätte meiner Meinung nach eigentlich längst explodieren müssen, ist es aber nicht.

Was bleibt mir anderes übrig, als mein Vertrauen in die Hände der Ernährungsexperten zu geben und meinen Körper, der scheinbar doch deutlich mehr Energiezufuhr als gedacht benötigt, neu kennenzulernen.

Es scheint mir logisch und ist doch nur schwer durchzuhalten.

(…)

Es ist sehr schwierig unterscheiden zu können, warum gesunde Menschen nach Gefühl und eigenem Empfinden essen können, während es für uns derartige Bestimmungen gibt.

Selbst wenn mein Besuch nachmittags im Kaffee zwei Stück Kuchen isst, während ich das nicht kann, ist es für mich schwierig zu akzeptieren, wenn er dann nicht zur gleichen Zeit zu Abend isst, wie ich es tue. Es fällt mir schwer zu essen, während andere es nicht tun. Das Gefühl von Scham und Neid ist dann besonders groß.

7. Woche

09.11. bis 14.11.

(…)

Heute Morgen hat Mama mich gefragt, ob sie mit der Chefärztin wegen der Gewichtsabnahme sprechen könnte. Ich wollte das aber nicht. Per Zufall habe ich dann erfahren, dass sie am Vortag bereits versucht hatte, die Chefärztin zu erreichen. Auch wenn sie es aus Sorge gemacht hat, verletzt es mich sehr, so übergangen zu werden, und lässt mich sehr misstrauisch werden.

(…)

Am Wochenende war ich das erste Mal einen ganzen Tag außerhalb der Klinik unterwegs. Zwar haben wir in der Klink gefrühstückt und waren zum Abendessen wieder da, aber über das Mittagessen war ich mit Marie, einer Mitpatientin, in der Stadt. Der Tag, die neu gewonnene Freiheit, der Funken Normalität waren wunderschön.

Mittags waren wir beim Italiener essen. Ich war natürlich die Tage zuvor schon sehr unruhig, habe mir von den Diätassistentinnen die Zusammensetzung eines Mittagessens noch mal genau erklären lassen, mich ehrlich gesagt vorab auch schon im Internet über die Speisekarte informiert und wusste so eigentlich schon, was ich essen wollte. Diese Sicherheit und Kontrolle vorab war mich sehr wichtig und beruhigte mich ein wenig, nicht vor Ort unter Zeitdruck entscheiden zu müssen. Das Restaurant war sehr, sehr schön und gemütlich und die

Bedienung überaus freundlich und geduldig, wodurch ich mich gleich sehr viel wohler und zuversichtlicher gefühlt habe.

Wir haben das Essen zu zweit in dieser ruhigen Atmosphäre trotz Anspannung genossen.

Trotz Angst, Unruhe und viel Anstrengung ein gutes Erlebnis.

Am nächsten Tag haben Marie und ich einen Deal vereinbart. Wir mussten uns eingestehen, dass wir, seit wir die Zwischenmahlzeiten unbetreut einnahmen, einige Riegel, die uns mehr ängstigten, wieder umgingen und ständig gegen andere eintauschten. Also nahmen wir uns vor, jede Woche einen dieser »gefährlichen« Riegel zu essen. Den Tag durften wir selber entscheiden, und es wurde nicht vom anderen kontrolliert. Wenn es so weit war, wurde der andere nur durch einen unauffälligen Wink informiert.

8. Woche

15.11. bis 22.11.

(…)

Scheinbar hatte die Bewegung unseres Ausflugs am Wochenende ausgereicht, um erneut Gewicht zu verlieren. Es ist für mich sehr unverständlich, wie ich zu Hause, obwohl ich zum Training ging, Acht-Stunden-Dienste im Krankenhaus hatte und meistens den ganzen Tag unterwegs war, ohne etwas gegessen zu haben, kaum mehr abgenommen hatte, während mein Körper jetzt schon auf die kleinste Anstrengung reagiert, die ich noch nicht mal als solche empfand.

In der Mittagsrunde kam dann auch noch raus, dass meine letzte Erhöhung in der Berechnung vom Plan vergessen wurde und bereits bei 2700 kcal lag, mit der heutigen Erhöhung also auf 2900 hochgegangen ist.

Erschreckend, dass auf dem Plan jetzt von einem Tag auf den nächsten 2900 statt 2500 kcal stehen. Ich versuche, mich damit zu beruhigen, dass ich vergangene Woche ja, wenn auch unwissentlich, schon 2700 kcal gegessen habe, und das hat offensichtlich nicht gereicht.

Ich versuche es zu akzeptieren.

Manchmal bleibt es trotzdem einfach schwierig, die Mengen zu essen, einfach weil es so viel ist.

Es ist sehr wahrscheinlich, dass Ihr Körper im Verlauf der Behandlung aufgrund der langen Kachexie (Hungerzustand) noch sehr viel mehr Kalorien brauchen wird. Sie müssen sich immer klarma-

chen, dass es um den Aufbau von Gewicht, von Muskeln (!) geht und nicht um den Grundumsatz. Auch Hochleistungssportler brauchen während ihrer Hochleistung bis 4000 kcal pro Tag – und Sie sind auch gerade eine Hochleistungssportlerin, sowohl psychisch als auch körperlich.

(…)

Über den Mittwoch und Donnerstag baute sich dann so eine allgemeine Unzufriedenheit auf. Ich war unzufrieden mit meiner Leistung in der Kunsttherapie und Kreativwerkstatt. Irgendwie bin ich in der Kunsttherapie nicht weitergekommen und konnte die Dinge auch nicht so ausdrücken, wie ich es gerne getan hätte. Das Gefühl der Unzufriedenheit übertrug sich dann aber auf alles. Ich hatte das Gefühl, meiner Schwester, Tara, und meinen Freunden nicht gerecht zu werden. Viele haben sich in der letzten Zeit gemeldet und gebeten, mehr von mir zu hören. Hinzu kam, dass meine Freunde in Köln gerade ihre letzte Anatomieprüfung vor dem Physikum bestanden hatten. Natürlich habe ich mich zwar sehr für sie gefreut, aber es zeigt mir auch wieder, dass ich durch die Krankheit den Anschluss verliere. Es zeigt mir, dass die anderen voranschreiten, während ich gefühlt nicht hinterherkomme, obwohl ich so gerne ein Teil davon gewesen wäre und den Erfolg mit ihnen gefeiert hätte.

(…)

Dieses schlechte Gefühl übt einen unglaublichen Druck auf mich aus. Durch die Unzufriedenheit steigt der Druck der Selbstverachtung und des Selbsthasses. Sehr mächtige und dadurch auch beängstigende Gefühle, die nur schwer auszuhalten sind.

In so einem Moment bin ich wie gelähmt, unfähig etwas dagegen zu tun, etwas zu verändern. Vollkommen auf dieses Gefühl fixiert. Es macht mir Angst, und ich versuche es zu unterdrücken. Der Wunsch, sich in so einem Moment zu spüren, dieser Verachtung freien Lauf zu lassen, führt zu dem Verlangen, sich selber wehzutun. Die Angst vor Narben, vor der Sichtbarkeit, dem Beweis und den Konsequenzen hält mich jedoch immer wieder vor ernsthaften Selbstverletzungen ab und wird es mit Sicherheit auch in der Zukunft tun.

Die Angst vor dem, was Sie als inneren Abgrund wahrnehmen, wie Angst vor Ihren unbewussten Gefühlen und Impulsen, lähmt Sie immer wieder, und Sie sehnen sich danach, dies im Außen zum Beispiel durch Selbstverletzungen abzuhandeln. Es ist ein Zeichen von psychischer Reife, dass Sie darauf verzichten können. Sie spüren aber auch, wie schnell jeder Kontakt mit dem Inneren eine Kaskade auslöst, wie sie blitzschnell wieder davon wegführt und Sie schützt vor dem Unaushaltbaren.

Am Samstag wollte ich den Tag mit Freunden verbringen. Es war das erste Mal, dass ich in ihrer Gesellschaft essen würde, und ich hatte sehr großen Respekt davor.

Ich habe versucht, es zu planen, damit ich mich sicherer fühle, und habe mir überlegt, was ich, wenn mir danach ist, eintauschen könnte, und mir morgens ein Lunchpaket gemacht.

Trotzdem ist es mir keinesfalls leichtgefallen, vor ihnen zu essen, und das hat mich sehr geärgert. Früher war es für mich immer so wichtig, dass keiner meine Essstörung mitbekommt. Bei Einladungen und in Gesellschaft stand ich immer unter enormem Druck, möglichst nicht aufzufallen. Dafür habe ich dann ein wenig Früchte oder Ähnliches gegessen und zugesehen, dass mein Teller immer voll war. Ich habe versucht, mich an den anderen zu orientieren und das Essen dann einfach verschwinden zu lassen. Der Druck, nicht aufzufallen und durch das bisschen essen trotzdem das Gefühl zu haben, etwas Verbotenes getan zu haben, machte Einladungen immer sehr stressig. Ein ständiges Schauspiel.

Jetzt ist es aber so, dass ich mich unwohl fühle, von ihnen mit Essen beobachtet zu werden, und mich dafür schäme. Das passt eigentlich nicht zusammen und ärgert mich sehr.

Der Tag war aber wirklich sehr, sehr schön.

Ich fühle mich nur so ohnmächtig von der Lebhaftigkeit und Liebe, die jeder Einzelne von ihnen aufbringt. Mir fehlt die Leichtigkeit und Selbstverständlichkeit, so einen Tag vollkommen genießen zu können. Ich habe Angst und ein schlechtes Gewissen, ihnen meine Dankbarkeit, meine Freude über ihr Dasein nicht genügend zeigen zu können.

Ich erinnere mich, wie ich so einen Tag früher einfach mit einer Selbstverständlichkeit angenommen habe und dadurch aber auch alles aus dem Tag rausholen und genießen konnte. Es ärgert mich und macht mich traurig, dass mir dies momentan nicht gelingt. Ich schäme mich dafür, selbst bei so viel Liebe, Lebensfreude und Zuwendung nicht vollkommen glücklich und voller Leichtigkeit zu sein. Stattdessen denke ich einfach zu viel darüber nach, was jeder Einzelne mir gibt und dass ich es ihnen nicht zurückgeben kann, und habe Angst davor, dass der Moment vorbeigeht und ich nicht genug mitnehmen konnte. Ich habe Angst davor, dass meine Freunde es irgendwann aufgeben.

Essen ist Leben, Lebendigkeit und Genuss. Essen steht aber auch für das Triebhafte in Ihnen, das Sie immer wieder so ängstigt. Ihre

Scham ist verschoben auf das Essen, und es könnte noch mehr darum gehen, herauszufinden, was Sie in sich eigentlich als triebhaft wahrnehmen und warum dies so schwer auszuhalten ist.
Es ist gut, dass Sie wahrnehmen können, dass Ihre Freunde sich Ihnen zuwenden!

9. Woche

22.11. bis 29.11.

Anfang der Woche ging es mir körperlich nicht besonders gut. Ich hatte mehr Magen- und Bauchschmerzen als sonst, und mir war oft übel.

Außerdem habe ich jetzt einfach immer so ein enormes Völlegefühl. Dadurch ist das Essen schwerer, weil ich oft einfach nicht mehr kann, und dann versuche ich, ohne nachzudenken und nachzufühlen, alles auf dem Plan aufzuessen. Dies erleichtert das Ganze aber nicht wirklich, sondern macht es schwerer und anstrengender.

In der Einzeltherapie musste ich feststellen, dass ich mich während des letzten Familienurlaubs in meinem letzten Schuljahr schon sehr unwohl gefühlt habe.

Ich hatte das Gefühl, zu viel und vor allem zu gierig zu sein. In diesem Urlaub ging es mir nicht gut. Schämte mich für meine Bedürftigkeit. Ich hatte für die darauffolgende Woche das erste Mal einen Termin beim Psychologen ausgemacht, weil ich so unglücklich war und mein Verhältnis zu Mama so schlecht war. Während ich mit mir selber unglaublich unzufrieden war, wurde mir in dem Urlaub oft nachgesagt, arrogant und zu selbstsicher zu sein.

Ich fühlte mich oft fehl am Platz und hatte das Gefühl, die Stimmung runterzuziehen, weil mir die Leichtigkeit fehlte, die sich in diesem Urlaub wahrscheinlich alle gewünscht haben. Ich hatte das Gefühl, dass irgendwas Wichtiges mit mir nicht stimmen würde und ich den Ansprüchen nicht gerecht werden konnte. Wusste nicht, was genau es war, und fühlte nur den Druck, es verbergen zu müssen, mich selber verstecken zu müssen.

Nach dem Termin beim Psychologen ging es mir erst wesentlich besser. Ich hatte »gelernt«, wie ich besser mit Mama umgehen konnte, sodass sich unser Verhältnis verbesserte. Ich versuchte von da an, noch mehr auf sie einzugehen, sie zu bestärken und ihr Handeln zu verstehen. Konflikten zu entgehen. Damit ging es mir vorerst besser. Ich dachte, dass ich so nicht mehr so leicht zu verletzen sei, wenn ich mir ihr Handeln erklären konnte und unser Verhältnis besser sei. Ich dachte, dass es mir besser gehen würde, wenn ich mich aus Sehnsucht nach Harmonie und Selbstbestätigung mehr an die Bedürfnisse der anderen anpassen würde.

Was jedoch blieb, waren der Gedanke und das Ziel, sich nicht mehr von Trieben und Gefühlen leiten, steuern und kontrollieren zu lassen, und damit auch der Wunsch, schlank und durchtrainiert, stark zu sein. Innerlich und äußerlich stark zu sein und keinen »Ballast« mit mir rumzutragen.

Als die Chefärztin meinte, dass das sehr schade sei, seine Gefühle und Triebe zu unterdrücken, weil genau diese einen Menschen ja ausmachen und ihn von anderen unterscheiden, ist mir sofort aufgefallen, dass das mein Problem ist.

Ich habe das Gefühl, dass mich innerlich nichts ausmacht, dass da eine Leere ist. Das ist sehr schwierig in Worte zu fassen, aber ich habe das Gefühl, nur eine leere Hülle zu sein.

Es ist schwierig, zugeben zu können, dass der Ursprung der Krankheit wahrscheinlich doch schon früher war, als ich bis jetzt zugeben konnte.

Es ist auch bedrückend und tut weh, dieses Gefühl der inneren Leere wahrzunehmen und zuzugeben. Es macht mich traurig, dass ich das Gefühl habe, so schlecht für meine Mama zu sein. Schuld an ihrer Unzufriedenheit zu haben, ihr durch meine Ansichten, Entscheidungen und einfach durch mein Dasein zu schaden.

(…)

Momentan kontrolliere ich die Gefühle und Wahrnehmungen sehr stark. Ich nehme sie nur gefiltert wahr, bewerte sie sehr schnell und entscheide dementsprechend, ob sie schlecht sind und unterdrückt gehören.

Es fällt mir sehr schwer, Gefühle mit einer Neugierde und ohne sofortige Bewertung erst mal wahrzunehmen, sie zuzulassen und neutral und aufmerksam zu beobachten. Ich habe Angst davor, neue, starke oder ungute Gefühle zuzulassen. Ich habe Angst, ihnen zu viel Raum/Platz und dadurch Entfaltungsmöglichkeiten zu geben. Ich habe Angst davor, dass sie zu übermächtig werden, mich zu sehr in Besitz nehmen, mich dadurch kontrollieren und scheitern lassen.

Besonders Gedanken der Essstörung ärgern und verunsichern mich sehr. Gedanken zuzulassen würde ja auch bedeuten, diesen Gedanken Platz zu geben. Oft fällt mir das Essen besonders dadurch so schwer, weil ich einfach ständig voll und satt bin. Manchmal habe ich das Gefühl, einfach gar nichts mehr essen zu können, weil es so viel ist. Ich sehne mich danach, es einfach sein zu lassen. Eine Pause zu haben. Zwei Löffel vom Joghurt oder einen Bissen von dem Riegel zu probieren und es dann einfach wegzustellen. Den Geschmack wieder spüren, sie aber nicht vollständig und in den Massen aufessen zu müssen. Dann habe ich das Gefühl, einfach nicht mehr zu können, und viele Gründe für einen Abbruch kommen mir wieder in den Sinn.

Diese Gedanken der Erschöpfung erschrecken und verängstigen mich, sodass ich sofort versuche, sie wegzudrängen, bevor sie zu übermächtig werden und mich scheitern lassen. Ich habe Angst davor, dann wieder gar nichts mehr essen zu können, die nächste Mahlzeit nicht zu schaffen, schwach zu werden, zu versagen und damit auch anderen zu schaden oder sie zu enttäuschen.

Mir wird gesagt, ich sollte mir selber mehr Verständnis entgegenbringen. Mich nicht so schnell verurteilen, wenn mir das Essen besonders schwerfällt, und nachsichtiger mit mir selbst sein. Die Psychologin hat mir erklärt, dass jeder die Eindrücke des Lebens unterschiedlich wahrnimmt und quasi in einer eigenen kleinen Welt lebt, bestehend aus diesen Einflüssen, sich selbst und seiner Wahrnehmung, seinen Gedanken und Reaktionen. Dies bedeutet, dass jeder für sich selbst verantwortlich ist. Ich also eine Verantwortung für mich selbst zu tragen habe. Ich weiß, dass Verantwortung auch bedeutet, sich um sich selbst zu sorgen und auf sich aufzupassen, aber genau das fällt mir unglaublich schwer. Ich kann es verstehen und logisch nachvollziehen, aber so handeln kann ich im Moment einfach nicht.

Ich weiß einfach nicht, warum ich das verdient haben sollte.

Die Aufgabe, mit mir selbst mehr Nachsicht und Geduld zu haben, beschäftigt mich sehr, weil ich oft eine Selbstverachtung verspüre, die mir dies unmöglich macht.

Auch in der Gruppe versuchte die Psychologin, uns deutlich zu machen, dass man im Viereckmodell der Gedanken, Gefühle, Wahrnehmung und des Handelns immer wieder bei den Gedanken anfangen muss. Wir sollen versuchen, anders über uns selber zu denken. Es immer wieder üben, auch wenn es unmöglich und schwierig erscheint und unglaublich anstrengend ist.

Es ist wie die Aufgabe, jemandem gegenüber, den man absolut nicht mag, den man verachtet und dadurch abstoßend findet, all die Nettigkeit aufzubringen, die man in sich hat, und ihm womöglich auch noch etwas Wertvolles zu schenken. Das widerstrebt mir sehr und erscheint mir unmöglich.

Gleichzeitig weiß ich, dass ich mich selber sehr dafür schämen würde und mich wiederum verachten würde, wenn ich mit jemand anders so umgehen würde. Ich finde es sehr enttäuschend, dass ich für jemanden so viel Abneigung empfinden kann und so unfähig bin, mich gegen diese Abneigung zu wehren.

Ende der Woche habe ich dann den Freunden, die am Sonntag da waren, noch geschrieben und versucht, ihnen zu erklären, warum es mir noch immer so schwerfällt, einen so wunderschönen Tag vollkommen und vor allem für sie ersichtlich zu genießen. Das tat sehr gut und war wirklich eine Erleichterung, es endlich getan zu haben. Außerdem hatte ich ein sehr schönes Telefonat mit Imke, indem ich auch ihr ein paar Gedanken aus der Therapie erzählen konnte. Es tat mir gut, ihr ein bisschen was erzählen zu können, ohne die Erfahrung zu machen, dass sie mich für meine Gedanken verurteilt. Davor hatte ich vorher nämlich schon Angst. Trotz allem meint sie, erleichtert zu sein, große Fortschritte in meinen Gedanken zu erkennen. Sie meint, sie würde mir am liebsten Aufzeichnungen von früheren Gesprächen zeigen, um mir deutlich zu machen, wie weit ich jetzt schon gekommen bin. So anstrengend und schwierig es auch ist, sich selbst so viel einzugestehen und zuzugeben, so schön ist es auch zu hören, dass das von anderen als Fortschritt wahrgenommen wird. Das bestärkt mich darin, selbst wenn es mir momentan nicht gut geht, weiterzumachen und nicht aufzugeben.

Mein Körpergefühl war die gesamte Woche sehr schlecht, wodurch besonders gegen Ende der Woche der Bewegungsdrang auch wieder größer geworden ist. Durch frische Luft und Schreiben habe ich versucht, mich davon abzulenken.

Am Sonntag bin ich tagsüber nach Hamburg gefahren. (…)

Vormittags waren wir in einer sehr schönen Ausstellung mit Mama und Papa.

Nach dem Mittagessen zu Hause habe ich ein paar sehr gemütliche Stunden mit Alex, Imke und Johannes verbracht.

Johannes hatte ich, seit ich hier bin, nicht wiedergesehen, und er hat mir sehr viele tiefgründige und direkte Fragen über die Therapie gestellt. Ich habe versucht, ihnen viel zu erklären, musste mich ihm gegenüber aber auch sehr viel rechtfertigen, weil er sich nicht schnell zufriedengegeben hat, oft nachgefragt hat und meine Aussagen infrage gestellt hat.

Es war zwar ein bisschen anstrengend, hat mich in dem Moment aber nicht gestört, weil es teilweise auch ganz hilfreich ist, meine Ansicht oder Gedanken häufiger oder anders erklären zu müssen und Anregungen zu bekommen, manches auch mit anderen Augen zu sehen.

Die Zeit in Hamburg ist aber viel zu schnell vergangen.

Das Essen ist mir aber auch heute nicht leichtgefallen. Ich muss mir eingestehen, dass ich selbst an einem sehr schönen Tag nicht schaffe, von selber, also ohne auf den Plan zu achten, genug zu essen. Auch in schönen Momenten fällt mir das Essen nicht leicht, da ich den Moment nicht durch diese Anstrengung des Essens unterbrechen will und mich absolut noch nicht sicher fühle, etwas zu essen, was ich nicht einzutauschen weiß.

Dadurch musste ich beide Zwischenmahlzeiten abends

beim Abendessen und bei der Spätmahlzeit nachholen. Ich denke, das war ein bisschen zu spät und mein Körper hätte die Energiezufuhr regelmäßig über den Tag verteilt benötigt.

Außerdem denke ich, dass ich vor Weihnachten Mama und Papa noch mal genauer das Prinzip des Plans und des Eintauschens erklären muss. Ich will ihnen weder meinen Plan noch meine genaue Kalorienmenge verraten, sondern ihnen nur verdeutlichen, wie präzise der Plan und die Austauschlisten erstellt sind, sodass sie dann hoffentlich auch verstehen, warum ich momentan noch nicht einfach zwischendurch irgendeinen Keks oder ein Stück Schokolade essen kann, das nicht auf der Liste steht. Gerne würde ich ihnen und auch meinen Freunden diesen Gefallen tun und vorgeben, schon viel sorgenfreier mit dem Essen umzugehen. Gesellschaftlich schon wieder angepasster zu sein und nicht meinen Riegel ins Kino mitnehmen zu müssen oder beim Adventskaffee einfach auch die selbstgebackenen Kekse essen zu können. Aber wenn ich ehrlich bin, weiß ich, dass ich das noch nicht kann. Zur Sicherheit berechne ich dann immer ein bisschen mehr dafür und spare an anderen Stellen, um bloß nicht zu viel zu haben.

Besonders nach ein paar so schönen Stunden sehne ich mich danach, einfach auf Knopfdruck wieder gesund sein zu können und das Leben wieder genießen zu können.

Papa hat auf dem Weg zur Bahn versucht, mir immer wieder Hoffnung zu machen, und gesagt, dass ich das schaffen werde.

Wenn ich ihm sage, dass ich mir eingestehen muss, selbst an einem schönen Tag kein normales Verhältnis zum Essen zu haben, sondern mich an meinen Plan halten muss, um die notwendige Menge zu schaffen, versichert er mir, dass das wiederkommen wird. Er will mir die Zuversicht geben, irgendwann wieder ohne Plan, rein intuitiv, nach Appetit und Hunger, essen zu können.

Er sagt, es sei wichtig, nicht den Blick für das Leben außerhalb der Klinik zu verlieren, und meint, dass es viel wichtigere und wertvollere Dinge im Leben als das Essen gibt und ich nicht vergessen sollte, welch schöne Dinge nach der Krankheit und der Klinik mit ihren Plänen und Therapien im Leben noch auf mich warten würden.

Ich glaube, auch er würde mich gerne auf Knopfdruck gesund wissen.

Ich wusste eigentlich schon innerhalb der Woche, dass ich mit dem Essen ab Mittwoch nachsichtiger geworden bin. Ich war ständig total übersättigt, hatte das Gefühl, einfach nicht mehr essen zu können, und ein sehr schlechtes Körpergefühl. Zwar ist es mir immer wieder aufgefallen, wie ich versucht habe, mit möglichst geringer Menge davonzukommen, oder dass ich am Abend immer viel nachzuholen hatte, aber irgendwie dachte ich auch wegen des schlechten Körpergefühls, dass es schon reichen würde, und hatte zum anderen ständig Angst in anderen Situationen zu viel gegessen zu haben.

Obwohl es mir selbst eigentlich schon aufgefallen ist, dachte ich mal wieder, dass ich es alleine schon irgendwie wieder schaffen würde, und war durch die Therapien so viel mit Nachdenken beschäftigt, dass ich das Problem des Essens immer wieder zur Seite geschoben habe. Es kam mir irgendwie lächerlich und nicht wichtig genug vor. Schließlich hat jeder hier seine Schwierigkeiten, und ich dachte, ich müsste mich nur einfach wieder mehr anstrengen, um es besser zu schaffen.

Als ich dann heute Morgen das Gewichtsziel nicht erreicht habe, hatte ich das Gefühl, die Rechnung für mein Essverhalten in der letzten Woche bekommen zu haben. Erst traute ich mich weiterhin nicht, etwas zu sagen, aber dann habe ich Angst bekommen, wieder in so eine Art Strudel der Selbstkontrolle bezüglich des Plans zu kommen und somit mit einem irrealen Plan weiterzumachen. Ich hatte sehr große Angst, zuzugeben, nicht ehrlich mit dem Plan gewesen zu sein, weil ich mich so dafür geschämt habe.

Obwohl ich immer wieder gemerkt habe, wie die Gedanken der Essstörung wieder stärker geworden sind und ich versucht habe, sie zu untergraben, sind sie zu übermächtig geworden und haben mich zum Scheitern gebracht. Nachdem ich mich Marie anvertraut habe, hat sie mich darin bestärkt, es den Diätassistentinnen aufrichtig zu gestehen. Besonders weil die Diätassistentin, der ich mich anvertraute, so freundlich war, habe ich mich hinterher noch mehr dafür geschämt, so schwach gewesen zu sein und deren Vertrauen so enttäuscht zu haben. Ich hatte sehr große Angst, es in der Mittagsrunde auch noch mal vor den anderen erklären zu müssen, weil ich auch das Gefühl hatte, ihnen gegenüber unfair gehandelt zu haben. Schließlich muss jeder sich anstrengen und hat seine Schwierigkeiten.

Als ich im Zimmer war, überkam mich die Enttäuschung und Hilflosigkeit so stark, dass ich das erste Mal akut hilfesuchend zu meiner Psychologin gehen konnte. Zum Glück wurde ich schon im Flur vor ihrem Zimmer gesehen, sodass ich keinen Rückzieher mehr machen konnte. Ihr Verständnis und ihr Zuspruch konnten mich zwar schon beruhigen, wobei es mir sehr schwerfällt, ein Verhalten zu erklären und zu verteidigen, das ich selber für falsch halte. Wenn man sich selber für etwas so sehr verurteilt, ist es schwierig, Verständnis von anderen entgegenzunehmen.

In der Mittagsrunde bin ich dann das erste Mal in einer Gruppe so sehr in Tränen ausgebrochen. Ich habe mich einfach so doll geschämt, war von mir selber enttäuscht und hatte Angst vor der Reaktion und der Enttäuschung der anderen, dass ich es nicht mehr kontrollieren konnte.

Auch wenn ich jetzt unglaublich erschöpft und ausgelaugt von diesem Tag bin, war es auch eine Erleichterung, zu merken, auf wie viel Hilfe und Verständnis ich gestoßen bin. Es tat gut, die relativierenden Worte der Psychologen zu hören und die Erfahrung zu machen, dass nicht jeder meiner Fehler gleich die schlimmste Konsequenz hat, oder so wie einer der Psychologen sagte, dass »die Welt davon nicht zusammenbricht«.

Auch wenn ich für jeden anderen bei Schwierigkeiten Verständnis und Nachsicht aufbringen kann, fällt es mir bei mir selber unglaublich schwer. Oft habe ich an mich selbst die Erwartung, alles allein und sofort zu schaffen, und denke, dass auch andere mir gegenüber diese Erwartungen haben. Auch wenn mir heute gezeigt wurde, dass nicht alle diese Erwartungen an mich haben, fällt es mir momentan noch sehr schwer, das auch so für mich zu übernehmen. Ich hoffe jedoch, dass es mir in Zukunft hilft, früher um Hilfe bitten zu können, sodass ich früher reagieren kann.

Zwar fühle ich mich immer noch schlecht und schuldig, aber umso größer ist jetzt die Motivation, wieder alles richtig zu machen und die nächste Woche als neue Chance zu betrachten.

Intensive psychische Arbeit! Schade, dass der damalige Psychologe Sie in Ihrer Tendenz gestärkt hat, sich lediglich Ihrer Mutter besser anzupassen, statt Sie in Ihrer Autonomie- und Identitätsfindung zu fördern.

10. Woche

30.11. bis 06.12.

Das Einhalten des Essensplans hat diese Woche wieder geklappt. Zwar habe ich weiterhin jede Möglichkeit, weniger essen zu können, und die Gedanken der Essstörung wahrgenommen, konnte mich aber, nachdem ich sie zur Kenntnis genommen habe, bewusst dagegen entscheiden Das war nicht unbedingt leichter, aber besser.

Am Dienstag sind wir in der Einzeltherapie die 12 Schritte der Selbsthilfegruppen durchgegangen.

Eigentlich kann ich mittlerweile zugeben und habe eingesehen, dass ich zu Hause machtlos gegen meine Sucht war und sie alleine nicht mehr bewältigen konnte, trotzdem habe ich immer wieder die Erwartung an mich, es jetzt, zumindest in der Klinik, in den Griff zu bekommen, und erlaube mir eigentlich keine Rückschläge. Anhand von letzter Woche sollte ich mal wieder sehen, dass die Essstörung eben immer noch sehr stark ist und ich sie mit Ignoranz nicht bekämpfen kann, sondern lernen muss, mir auch Schwächen zu erlauben, um früher handeln zu können.

Auch die Punkte bezüglich des inneren Kinds, welches Gefühle besser wahrnehmen kann und welches man aber respektieren und versorgen muss, kann ich verstehen und nachvollziehen. Viele Kinder können Emotionen viel ehrlicher und direkter zeigen. Sie weinen in einem Moment und lachen im nächsten. Unabhängig von dieser Fähigkeit muss man um sie sorgen und sich um sie kümmern. Obwohl ich das logisch und nachvollziehbar finde, fällt es mir im Moment noch unglaublich schwer, dementsprechend zu handeln.

Ich verstehe, dass es mir nicht weiterhilft, ständig gegen mich selber zu kämpfen, mich zu bestrafen oder sogar zu verachten, und ich verstehe, dass ich lernen muss, mir selber Fehler und Schwächen zu verzeihen, um besser mit mir umgehen zu können. Und obwohl ich das eigentlich alles verstehe, nachvollziehen kann und jedem anderen raten würde, fällt es mir bei mir selber momentan noch sehr, sehr schwer, Ansprüche herunterzuschrauben oder nachsichtiger zu sein. Es fällt mir nach wie vor schwer, zu glauben, dass ich das verdient hätte, und es widerstrebt mir sehr.

Ich hoffe aber, dass es leichter wird, je häufiger ich daran denke und versuche, es neutral zu betrachten.

Am Dienstag habe ich auch das zweite Mal die Videotherapie mit der KBT-Therapeutin gemacht. In Kleidung konnte ich eigentlich schon wieder ein wenig mehr Kraft sehen. In Unterwäsche habe ich diesmal versucht, ganz bewusst hinzusehen, um möglichst viel von der Videotherapie »zu lernen«. An den Schulterblättern und den Rippen ist mir die Schlankheit schon aufgefallen. An den beiden Stellen erkenne ich, dass ich dünn bin, aber obwohl ich mich selber im Video gesehen habe, verbinde ich es weiterhin nicht mit mir selbst. Am schwersten fällt es mir, meine Beine zu betrachten.

Am Freitag haben wir über die »gute innere Stimme« und die »Essstörung« und deren Kampf in einem gesprochen. Ich war ein bisschen stolz und froh darüber, erkannt zu haben, dass ich diese Woche die Stimme der Essstörung zwar zur Kenntnis genommen habe, es aber trotz der Schwierigkeiten geschafft habe, mich bewusst hinter die »gute innere Stimme« zu stellen.

Ich merke, dass sich in mir sehr schnell ein Druck aufbaut und ich sehr schnell mir gegenüber gereizt bin, wenn mir etwas nicht so gelingt, wie ich es mir vorgestellt habe.

Am Samstag war es sehr schön mit Marie in Hamburg. Die Zeit ist nur viel zu schnell vergangen. Nachmittags haben wir uns noch kurz mit Theo getroffen, was mir sehr gutgetan hat.

Abends habe ich mich noch kurz mit Papa im Café getroffen. Das war sehr schön. Er versucht jetzt auch, ein bisschen über problem- und therapiefreie Themen zu reden, weil auch er es wichtig findet, dass ich zwischendurch an etwas anderes denke. Auch wenn wir zwischendurch kurz über die Probleme reden, verschönert das die Zeit mit ihm doch sehr.

Mein Onkel, der einen Tag in Hamburg war und mich auf dem Rückweg eigentlich in der Klinik besuchen wollte, hat mich abends dann wieder in die Klinik gefahren. Wir haben die ganze Fahrt sehr viel geredet. Auch wenn ich mich mittlerweile ein bisschen besser davor schützen kann, merke ich, dass ich für viele Kommentare bezüglich meiner Figur oder des »Schwergrads« der Erkrankung noch sehr, sehr anfällig bin. Obwohl die Fahrt auch schön war, war es auch sehr anstrengend. Irgendwie habe ich immer das Gefühl, mich für so vieles erklären zu müssen.

Am Sonntag habe ich dann noch sehr spontan Besuch von Alex' Papa bekommen. Eigentlich habe ich mich sehr auf einen besuchsfreien und ruhigen Sonntag gefreut. Als er mich dann aber angerufen hat und gefragt hat, ob er vorbeikommen darf, hatte ich irgendwie das Gefühl, ihm keinen passenden Grund geben zu können, warum er es nicht könnte.

Ich hatte schon Angst davor, dass ich wieder so viel erzählen und erklären müsste und es anstrengend werden würde.

So war es aber überhaupt nicht. Er war 2 1/2 Stunden hier, wir haben gekickert, uns ein witziges Video angesehen und sehr lange überhaupt nicht über mich oder irgendwelche Problemthemen gesprochen. In der letzten Stunde haben wir dann zwischendurch kurz ein bisschen über mich geredet. Aber irgendwie war es für mich nicht anstrengend, weil wir auch sehr oberflächlich geblieben sind und er auch sehr vorsichtig war. Eigentlich hat er nur gefragt, ob mich das Ganze denn auch medizinisch interessieren würde. Dadurch haben wir dann kurz relativ neutral über die Krankheit gesprochen. Außerdem hat er irgendwie anerkannt, dass die Krankheit sich schon länger entwickelt hat, und hat auch gesehen, warum es zum Beispiel im Gegensatz zu einem Beinbruch oft so schwierig ist, mit einer psychischen Erkrankung umzugehen, sie zu rechtfertigen und vor allem anzuerkennen und sich somit einzugestehen, wann man Hilfe braucht. Er hat nicht vorgegeben, meine Gedanken verstehen zu können, und trotzdem fühlte ich mich verstanden, respektiert und vor allem irgendwie in der Krankheit anerkannt. Ich musste mich für nichts rechtfertigen oder mein Handeln durch die Krankheit verteidigen. Dann haben wir aber auch wieder über vollkommen andere Themen gesprochen.

Hinterher bin ich mir wieder bewusst geworden, welch ein Glück ich eigentlich habe, dass so viele Personen mir jetzt, wo ich hier bin, wenn auch zögernd, weil ich nie nach Hilfe gefragt habe, ihre Anteilnahme und ihre Präsenz zeigen.

11. Woche

07.12. bis 13.12.

In der Einzeltherapie mit der Chefärztin haben wir sehr kurz über die Zeit nach der Klinik geredet. Ich habe zugegeben, dass ich es momentan nicht allein in Köln schaffen würde und sofort wieder in meine alten Muster zurückfallen würde. Momentan kann ich mir noch nicht wirklich vorstellen, für mich selber einkaufen zu können. Zum einen konnte ich noch nie gut für mich selber einkaufen, auch keine Kleidung oder andere Gebrauchsgegenstände, und zum anderen habe ich von Anfang an in Köln nicht wirklich für mich eingekauft. Es fällt mir sehr, sehr schwer für mich selber Geld auszugeben.

Trotzdem kann ich mir ein betreutes Wohnen auch nicht wirklich vorstellen. So schwierig das letzte Jahr auch war, habe ich das selbstständige Wohnen und die Unabhängigkeit schon auch sehr geschätzt.

Auf die Frage hin, ob ich es meiner Mama nicht gönnen würde, gesund zu werden, kam mir sofort der Gedanke, dass ich es mir noch nicht wirklich gönne. (...)

Wissen Sie eigentlich, warum Sie sich selbst so wenig zugestehen mögen?

12. Woche

14.12. bis 20.12.

(…)

Leider geht es mir momentan nicht gut. Ich bin unzufrieden, traurig und verliere sehr viel Hoffnung. Das Essen fällt mir sehr viel schwerer. Jede Mahlzeit ist wieder sehr anstrengend und kostet sehr viel Überwindung.

Ich habe große Magenschmerzen, oft Übelkeit und ein enormes Völlegefühl. Möchte den Ballast wieder loswerden.

Ich bin wieder sehr stark in den anorektischen Gedanken eingeengt und gefangen. Ich muss herausfinden, was mich so unglücklich werden und verzweifeln lässt, was mich immer wieder zurück in den anorektischen Sog zieht.

(…)

Weihnachten steht kurz bevor. Ein familiäres Fest. Oft schon lang im Voraus herbeigesehnt. Auch ich werde für zwei Nächte nach Hause fahren und freue mich, mal ein bisschen mehr Zeit dort verbringen zu können. Trotzdem habe ich sehr große Angst vor der Freiheit, der Selbstverantwortung des Essens.

Ich habe mir einen genauen Plan gemacht und alle Unklarheiten mit den Diätassistentinnen besprochen, und trotzdem kontrolliere ich ihn ständig. Kontrolliere den Fett- und Kaloriengehalt, misstraue vielen Aussagen und versuche Eigenkontrolle zu wahren.

Die Diätassistentinnen rieten mir, meine Nahrungsmittel

für alle Fälle in petto zu haben. Keine Unsicherheiten und Risiken einzugehen und auf Sicherheit zu bauen.

Ich habe oft nur Angst, durch meine Unflexibilität jetzt essgestörter und störender zu wirken als vor der Klinik. Ich will keine Umstände bereiten und nicht auffallen.

Ich sollte mir aber bewusst machen, dass diese Unflexibilität im Moment noch nötig ist. Es ist die Sicherheit, der Leitfaden, den ich brauche, um überhaupt essen zu können.

Eine der Diätassistentinnen sagte, das Essen sei jetzt meine Medizin, die ich regelmäßig und kontrolliert einnehmen müsste.

Eigentlich hat sie recht. Einem Diabetiker würde auch keiner puren Zucker geben, und einem Alkoholiker bietet keiner ein Mon Cherie an.

(…)

In hoffnungslosen Situationen kommt mir das Ganze oft sinnlos und kontraproduktiv vor. Ich wollte ursprünglich meine Bedürfnisse und Triebe unterdrücken. Zeigen, dass ich stärker als sie bin. Nur essen, wenn es wirklich sein muss. Meinen Körper stark, durchtrainiert und kraftvoll werden lassen. Keinen Ballast rumschleppen müssen.

Jetzt esse ich ständig, vor allem ohne Hunger, und darf dazu kein Sport machen.

Vollkommen konträr zu meinen ursprünglichen Gedanken.

Es ist sehr schwierig etwas zu tun und durchzuhalten, in dem Fall zu essen, wenn man einen Zustand erreicht, eine Gewichtszunahme, die wiederum schwer zu ertragen ist.

(…)

Per Zufall bin ich heute auf ein Foto meiner Kamera gestoßen, welches mich wenige Kilos über meinem niedrigsten Gewicht zeigt.

Es war schrecklich. Ich habe zwar gesehen, dass ich damals sehr viel dünner war, habe den Unterschied zu heute deutlich wahrgenommen und war schockiert. Gleichzeitig spürte ich jedoch einen starken Sog zurück. Zurück zu diesem Körper, der mir mittlerweile so viel vertrauter und bekannter war. In dem ich meinte, mich so viel definierter und sicherer zu fühlen.

Dieses Gefühl plus die Angst darüber, so einen Sog dahin zu spüren, das war kaum auszuhalten.

Noch am gleichen Tag habe ich mit meinem Vater telefoniert und ihm von diesen Gedanken erzählt. Ich war sehr zuversichts- und hoffnungslos. Hatte große Angst zu scheitern.

Er hat versucht, mich aufzumuntern, mir Kraft zu geben, und mir gesagt, dass andere Zeiten kommen werden.

Das ist das Gemeine an der Anorexie: immer wieder suggeriert sie die vollkommene Lösung für alle Konflikte und Probleme, vollkommene Bedürfnislosigkeit, Reinheit und Perfektion …

13. Woche

21.12 bis 27.12.

Die vergangene Woche über habe ich kaum geschrieben, weil ich mit meiner Traurigkeit und Hoffnungslosigkeit einfach gänzlich überfordert war. Ich hatte einen großen Druck in mir. Einen Druck, der mich jedoch am Handeln scheitern ließ und mich zu lähmen schien.

Das ist jetzt eine Phase, in der Sie sehr rückfallgefährdet sind. Verstärkt durch die Emotionalität des Weihnachtsfestes, indem sich immer alle unsere Wünsche nach Harmonie und Geborgenheit jedes Jahr erneut verdichten, sind Sie mit Ihrer Sehnsucht nach der anorektischen Lösung konfrontiert. Es bleibt jetzt nichts anderes, als sich über kognitive Strategien gegen die Sucht zu stemmen.

(…)

Vor Weihnachten habe ich dennoch großen Respekt. Oft ist der Gedanke da, früher alle mehr zufriedengestellt zu haben, indem ich so viel geschummelt habe und Mama und Papa aber das Gefühl gegeben habe zu essen.

(…)

Am Donnerstag sind meine Freunde alle hierhergekommen, damit wir unsere alljährliche Weihnachtsfeier feiern können. Ich habe einen Tisch im Café reserviert, und wir hatten drei sehr schöne Stunden. Ich bin immer wieder erstaunt darüber, welche Bürden sie auf sich nehmen, um zu mir zu kommen und Zeit mit allen verbringen zu können. Diesmal konnte ich die Zeit aber schon viel besser genießen und war auch etwas entspannter. Am Wochenende hat Imke mir aber auch gesagt, dass ihnen das aufgefallen ist und dass alle sehr froh darüber waren, einen Teil »alte Julie« zurückgewonnen zu haben.

Allgemein hat es zu Hause mit dem Essen eigentlich ganz gut geklappt. (...)

Es hat mich aber sehr gefreut, dass das Essen in der Familie aber so weit in Ordnung war und ich bei Alex sogar einen Teil meiner Zwischenmahlzeit essen konnte, weil seine Mama mir vorher schon mal Kekse mitgeben hat lassen und ich sie einzutauschen wusste. Das ging bis vor Kurzem noch sehr schwer, vor Freunden zu essen, aber es hat mich bestärkt, wie froh und glücklich Alex' Mama darüber war.

Am Samstag musste ich mit Papa zusammen kochen, was dann eigentlich doch ganz gut geklappt hat.

Es war schön zu sehen, wie glücklich Mama und Papa darüber waren, dass ich gegessen habe. Papa hat dann beim Kochen auch noch mal gesagt, dass er sehr glücklich darüber ist, dass das mit dem Essen und Kochen soweit ganz gut klappt.

Die Zeit mit meinen Freunden war an allen drei Tagen auch sehr schön. Es ist einfach sehr schön, mit anzusehen, wie lebhaft und glücklich sie alle sind, und mit ihnen zu lachen. Oftmals nehmen sie sich einfach viel Zeit für mich und versuchen, die Zeit so schön, lebhaft und witzig wie möglich zu gestalten.

Es hat mich auch sehr beruhigt, das Essverhalten anderer zu beobachten, zu sehen, wie viel sie essen, wie glücklich sie sind und wie wenig ihre Befindlichkeit von ihrer Figur abhängt. Es hilft mir, Menschen unbekümmert essen zu sehen, und freut mich, dass meine Freunde ihr Essverhalten wie auch ihr sonstiges Verhalten keineswegs ändern, wenn ich dabei bin.

Anders hingegen geht es mir, wenn selbst Normalgewichtige über Diäten, Abnehmen oder Ähnliches reden. Irgendwie kann ich mich davon nicht abgrenzen.

Es ist schon eine besondere Schwierigkeit, wenn auch Ihre gesamte Umwelt Ihren psychischen Zustand am Essen abzulesen meint. Natürlich ist Ihre Symptomatik ein Gradmesser, aber er ist und sollte nicht der einzige sein, vor allem Sie selber dürfen sich dadurch nicht davon abhalten lassen, sich weiter auf die Expedition in das Unbewusste einzulassen.

14. Woche

28.12. bis 03.01.

(…)

Auch in der Einzeltherapie haben wir versucht, herauszufinden, was sich an meiner Lage im Vergleich zum Beginn des Studiums geändert hat. Leider kann ich das nicht genau sagen. Bezüglich unserer Familienstruktur ist mir jetzt einiges klarer, und ich merke hier jetzt auch, dass es mir trotz schlechten Gewissens besser tut, nicht auf jedes Leiden meiner Mitmenschen direkt einzugehen und zu versuchen, deren Probleme, die oft nicht sofort und schon gar nicht durch Außenstehende zu klären sind, zu lösen.

Außerdem weiß ich jetzt, dass ich bezüglich des Essens aufpassen muss und welche Freunde mir sehr viel Hilfe und dadurch ein wenig Stabilität zukommen lassen können.

Gleichzeitig war ich im Oktober 2009, als ich nach Köln ging, aber hochmotiviert, mein eigenes Leben zu führen und das Studium zu beginnen, und war mir keiner Angst bewusst. Dieses Mal habe ich große Angst vor dem Gefühl, überfordert zu sein, vor der Einsamkeit, alleine in ein neues Semester starten zu müssen, und vor der Gefahr, wieder in das alte Muster zurückzurutschen.

Momentan ist die Situation wieder sehr mit dem Gedanken verbunden, durchhalten zu müssen.

(…)

Silvester war eigentlich sehr schön. Ich habe zwar gemerkt, dass eigentlich alles gut war, und ich fand den Abend sehr schön, aber es fällt mir immer noch so unglaublich schwer, den Moment zu genießen und Leichtigkeit und Glück zu fühlen. Es ist immer eher so eine Anspannung in mir, auch wenn es mir eigentlich gut geht und alles um mich herum stimmt.

Abends in Gesellschaft von Alex, Imke und zwei weiteren Freunden zu essen war eigentlich in Ordnung, obwohl es nicht leicht war. Zwar habe ich gemerkt, dass ich trotzdem deutlich weniger als die anderen gegessen habe und dass mir das jetzt trotzdem etwas schwerer fällt als vor der Klinik, weil ich das Gefühl habe, dass die anderen jetzt mehr darauf achten und es mir dadurch unangenehmer wird.

Samstag bin ich dann erst um halb zwölf aufgestanden und habe erst um zwölf gefrühstückt, wodurch der Tag hauptsächlich mit essen verbunden war, um den Plan zu schaffen. Aber dadurch, dass ich mir an Silvester nicht ganz sicher mit dem Essen und der Richtigkeit des Plans war und ich immer so eine Angst habe, in einen falschen Plan zu rutschen, war es mir wichtig, alles zu schaffen.

Aus reiner Disziplin, Angst vor einer weiteren Erhöhung und der Enttäuschung anderer habe ich dann den restlichen Tag mit viel essen verbracht.

Ehrliche Gespräche mit der Familie und den besten Freunden sind oftmals sehr wichtig. Sich, seine Gedanken und sein Handeln ein bisschen beschreiben und erklären zu können, tut oftmals sehr gut, wenn das Gegenüber verständnisvoll ist und gut zuhört, statt mich zu verurteilen. Abends konnte ich Mama ein bisschen beschreiben und erklären, wie ich mich vor der Klinik bezüglich des Essens bzw. Nicht-Essens gefühlt habe. Ihr beschreiben, wie stark ich mich dadurch gefühlt habe, wie groß mein Bewegungs- und Tatendrang war, und dass ich einfach nie das Gefühl hatte, mich hinsetzen, ausruhen oder faul sein zu dürfen. Ich musste immer etwas erledigen, schaffen und unterwegs in Bewegung sein. Das viele Fahrradfahren tat mir in dem Moment ja auch gut. Ich habe mich besser gefühlt und konnte gedanklich ein bisschen abschweifen. Dabei war das Ziel vollkommen egal. Es ging nur um die Entfernung und die gefahrene Zeit.

Sie hat mich dann auch gefragt, ob ich nie Angst davor hatte, was ich meinem Körper antue, und ich habe versucht zu erklären, wie »lebensmüde« ich im wahrsten Sinne des Wortes war. Ich hatte keine Angst vor irgendwelchen Konsequenzen. Es war mir einfach egal.

Auch wenn Mama wieder geweint hat und ich sie dann sofort wieder getröstet habe, tat es sehr gut, ihr mal ehrlich sagen zu können, wie es mir ging, welche Gedanken ich hatte, um sie so verstehen zu lassen, warum ich nicht allein zu Hause durch Selbstdisziplin und Vernunft wieder Essen konnte.

Momentan ist mein Körpergefühl ziemlich schlecht, und ich fühle mich in dem Körper gar nicht wohl. Es ist ein reines Aushalten in dem Körper. Es fällt mir trotzdem noch sehr schwer, mir vorzustellen, wie ich mich früher mit einem noch höheren Gewicht wohlfühlen konnte.

Aus reiner Disziplin und Vernunft sowie dem Wunsch, endlich Ruhe von der Krankheit zu haben, nehme ich weiter zu. Es ist die Hoffnung, dass es eines Tages besser wird, die Hoffnung, dass man am Ende des Wegs keinen Zweifel mehr daran hat, dass es der richtige war, und glücklich ist.

Als ich abends noch mit meinen Freunden zusammen saß, wir in Erinnerungen an den Vorabend viel gelacht haben und eine schöne Zeit hatten, fühlte ich gleichzeitig diese Hoffnung, dass man sich unabhängig vom Gewicht gut fühlen kann und glücklich sein kann, und gleichzeitig fühlte ich Traurigkeit.

Traurigkeit darüber, dass sie es schaffen, Momente und das Leben so zu genießen, und dass sie so viel Leichtigkeit in sich haben, so gedankenlos und entspannt sein können und ich das alles noch nicht schaffe.

Am Wochenende gab es einige Schwierigkeiten mit dem Essen. Eine Mahlzeit, die ich selber berechnen musste, und ein fehlendes Nahrungsmittel, welches ich ersetzen musste. Ich habe mich davon aber eigentlich nicht verunsichern lassen und habe ausgerechnet, wie viel ich davon essen müsste, damit es trotzdem mit kcal und Fettgehalt hinkommt.

Zur Kontrolle habe ich das und meine Ausrechnung am Montag noch mal einer der Diätassistentinnen erzählt. Sie hat mich sehr dafür gelobt und meinte, dass ich wegen des Ausrechnens und des Einhaltens des Plans am Samstag sehr stolz auf mich sein kann. Irgendwie hat mich das sehr gefreut und sehr bestärkt.

Als ich Sonntag zurückgefahren bin, war ich sehr, sehr unsicher bezüglich meiner Gefühle. Auf der einen Seite war zu Hause alles sehr schön und hat gut geklappt. Trotzdem war ich ein kleines bisschen froh, zurück ins Geordnete, in die Sicherheit zurück zu dürfen, und wusste, dass ich nun wieder mehr Verantwortung abgeben konnte und etwas mehr Ruhe haben würde.

Die Außenwelt bleibt anstrengend, weil die Verführung, immer wieder in alte Muster zu fallen, so mächtig ist. So geht es auch darum, zu verstehen, dass es nicht nur einen Sog in die Anorexie gibt und dass Gesundheit und neues Leben nur mit einem Verzicht auf die maximale Kontrolle einhergehen können.

15. Woche

04.01. bis 10.01.

Besonders am Anfang der Woche versuchte ich, das Gefühl der Zuversicht möglichst lange zu behalten.

Im Laufe der Woche wurde es schwieriger.

Meine Stimmung war auch über den Tag oftmals sehr unstet und schwankend. Zwischendurch ging es mir am Anfang der Woche gut, und ich fühlte für kurze Momente einen Hauch erwartungsvoller Spannung, die ich zwar nicht richtig erklären konnte, die aber auf jeden Fall besser war als die grundsätzliche Anspannung. Sie hatte mehr Leichtigkeit.

Irgendwie konnte ich dieser freudigen Anspannung zwar nicht wirklich trauen, habe aber doch versucht, sie immer wieder zuzulassen.

Es fällt mir immer noch unglaublich schwer, den Moment zu genießen und Leichtigkeit und Glück zu fühlen, auch wenn es mir eigentlich gut geht, und alles um mich herum stimmt. Ich habe einfach eine ziemlich große Anspannung in mir, die vor allem dadurch erzeugt wird, dass ich immer auf der Hut bin, auf die nächste Situation immer adäquat reagieren will und sämtliche innere Stimmen auf einmal in meinem Kopf auftauchen.

Ich habe Angst, zu steif, perfektionistisch und kritisch zu wirken, und merke, dass gute Laune, Heiterkeit, Humor und Offenheit meist in Gesellschaft besser ankommen. Ich würde mich gerne dementsprechend verhalten und werde dabei aber immer angespannter und setze mich immer mehr unter Druck.

Und diese Anspannung und dieser Druck verhindern dann wiederum, so sein zu können.

Anhand einer Stresstabelle wurde mir erklärt, dass ich grundsätzlich immer auf einem hohen Stressniveau stehe, was es mir verbietet, nach anstrengenden oder stressigen Situationen wieder auf ein normales Level runterzukommen und zwischendurch zu entspannen. Genauso fühlt es sich an.

Ich sollte versuchen, mir Entspannung erst mal richtig in den Tag einzubauen, damit ich es üben kann. Das fällt mir aber sehr schwer, besonders weil sich die Anspannung umso mehr erhöht, wenn ich es versuche und dann nicht wirklich schaffe.

Ich habe das Gefühl, auch ständig unter Zeitdruck zu stehen, meine Zeit sinnvoll, ergebnisfördernd einsetzen zu müssen. Alles muss effektiv sein.

Gerne hätte ich einen besseren, konstanteren und verständnisvolleren Zugang zu meinen Gefühlen, Wünschen und Bedürfnissen, um dafür auch besser und vor allem mit mehr Sicherheit eintreten zu können.

Ich wäre gerne glücklich.

Sosehr der Wunsch zu verstehen ist, so sehr tauschten Sie aber auch einen überhöhten Anspruch gegen die nächsten aus. Wer ist schon glücklich? Letztlich kann Zufriedenheit (!) nur dann entstehen, wenn man irgendwann in der Lage ist, die eigenen und die äußeren Grenzen anzuerkennen, und mit diesem Gefühl des »manque à être«, des Mangels am Sein, wie Jacques Lacan es ausgedrückt hat, zu leben.

(...)

Meine Gedanken und Gefühle einer anderen Person gegenüber auszudrücken und vor allem aufzuschreiben fällt mir sehr schwer. Selbst wenn ich versuche, auszublenden, dass der Brief vielleicht auch mal gelesen wird, fällt es mir schon schwer, diese Gedanken adressiert aufzuschreiben. Neben meiner großen Angst, verletzend oder gar unfair zu sein, habe ich Schuld- und Schamgefühle, so bedürftig und anspruchsvoll zu sein.

Außerdem fällt es mir sehr schwer, meine Gedanken zu sortieren und unmissverständlich aufzuschreiben. Mal wieder habe ich Angst davor, missverständlich und nicht vollständig zu argumentieren.

Dabei geht es gar nicht um ein Argumentieren. Es geht lediglich darum, da zu sein, so zu sein, zu schauen, wie man es zu tun haben möchte, und abzuwarten, wer wie darauf reagiert. Immer wieder unwegsames Gelände im Rahmen dieser Expedition!

(…)

In Bezug auf andere Menschen fällt es mir sehr schwer, Grenzen zu ziehen, weil ich Angst vor der Verletzlichkeit oder Enttäuschung anderer Menschen habe. Ich habe Angst, Versprechungen oder Hoffnungen, die ich anderen gegenüber, wenn auch unbewusst, gemacht habe, nicht einhalten zu können und dadurch den anderen zu enttäuschen und selber unter Druck zu geraten.

Sie halten sich mit Macht davon ab, erst darüber nachzudenken, was Sie von anderen möchten, und verstricken sich blitzschnell in vermutete Fremdanforderungen, die sie anstelle des Eigenen in sich implementieren.

Ich habe diese Woche auch mal wieder gemerkt, wie sehr mich Entscheidungen unter Druck setzen und wie sehr dieser

Druck sich dann wirklich um mich schnürt, mir den Magen zuschnürt.

(…)

Von dem Vater meines besten Freundes wurde ich gefragt, ob ich mit ihm, Alex und Johannes in den Skiurlaub fahren will. Ich war sehr, sehr hin und her gerissen. Eigentlich wollte ich liebend gerne mit den dreien eine Woche Ski fahren, konnte das jetzt aber noch nicht mit gutem Gewissen zusichern. Ich hatte sehr große Angst, mir mal wieder zu viel zuzumuten. Oft ist es so, dass ich die Essstörung am liebsten einfach übergehen würde, um das zu machen, was ich eigentlich mag. Es ärgert mich dann, dass die Essstörung bzw. auch deren Genesung so viel Raum einnimmt. Dass ich auf Dinge, die mir wichtig sind, verzichten soll, um den Fortschritt nicht zu gefährden. Eigentlich bin ich nicht dazu bereit und würde die Krankheit dann wesentlich lieber einfach übergehen.

Ich schäme mich zu sehr für die Anorexie, als dass ich es aushalten könnte, dass meinetwegen umgeplant wird und mein Essverhalten Umstände bereitet.

Andererseits habe ich aber auch Angst, dass eine so frühe Unregelmäßigkeit nach der Klinik meine hart erarbeiteten Fortschritte wieder zunichtemacht. Durch meine Ängste und Zweifel konnte ich ihm nichts zusichern, war aber wiederum traurig, dieses Angebot ausschlagen zu müssen.

Alex' Papa hat auf meine Erklärung perfekt reagiert, indem er meinte, ich solle mir keine Sorgen machen. Das Haus sei groß genug, und wenn ich möge, könnte ich am Abreisetag einfach mit ins Auto steigen. Damit war dieser Druck weg und ich sehr erleichtert.

Ich würde erst die erste Skireise abwarten und demnach entscheiden, ob ich mitfahre.

Zudem musste ich mich bezüglich meiner Wohnsituation in Köln entscheiden. Wollte ich den Aufwand betreiben, umzuziehen, oder in der alten Wohnung bleiben?

Nachdem ich mir eingestanden habe, dass ich es mir eigentlich nicht vorstellen könnte, mir in der alten Wohnung etwas zu essen zu machen oder den Kühlschrank mitzubenutzen, habe ich mich dazu entschieden, nicht wieder zurück in die Wohnung zu ziehen.

Die Vorstellung, diese Wohnungssuche und den ganzen Umzug noch mal zu machen, scheint mir im Moment fast unmöglich. Es graust mir vor dem Zeitaufwand und der Suche an sich und vor der Aufgabe, die verschiedenen Angebote richtig einschätzen zu können, meinen Gefühlen zu vertrauen, eventuelle Absagen zu verkraften und gleichzeitig nicht zu perfektionistisch bei der Suche zu sein.

Außerdem scheue ich auch die Umstände des Umzugs sowie den dadurch entstehenden Kostenaufwand, besonders weil ich mir bei allen Entscheidungen so unsicher bin.

Mal wieder habe ich Angst vor den Konsequenzen meiner Entscheidungen.

(…)

Irgendwie kann ich meinen Gefühlen oft nicht wirklich trauen, bin zurückhaltend und misstrauisch, habe Angst, mich in ihnen zu verlieren und die Kontrolle zu verlieren.

Gefühle der Selbstverachtung oder des Selbsthasses sind sehr schwer zuzugeben, weil ich sie eigentlich gerne wegschieben würde, mich für sie schäme und Angst habe, andere damit unter Druck zu setzen. Ich will nicht, dass jemand sich dadurch gezwungen fühlt, mir Komplimente zu machen oder mir Anerkennung zukommen zu lassen, die ich einfach nicht wirklich übernehmen kann. Die anderen Gefühle von Misstrauen und Verständnislosigkeit (der Gefühle des anderen mir gegenüber) sind einfach zu präsent und fest.

Ich denke, dass daher auch meine Anspannung oftmals kommt, dass ich immer das Gefühl habe, mich anstrengen und verändern zu müssen, um besser zu werden.

Andere, andere, andere! Sie stecken in einer Manipulationsfalle: Sie schreiben anderen eine Kontrollfunktion über sich selbst zu, die diese gar nicht haben und wahrscheinlich auch gar nicht haben wollen, und nutzen diese Vermutungen, um sich selbst zu geißeln. Sie strecken sich selbst immer wieder die Hand aus, um sie im letzten Moment zurückzuziehen. Diese mächtige innere Beziehungsfalle (double bind) schnappt noch zu schnell, zu beständig und zu mächtig zu.

(...)

Das Essen klappt soweit in Eigenverantwortung ganz gut. Ich habe jetzt das Gefühl, mich für diesen Weg entschieden zu haben und das Körpergefühl wie auch die Essschwierigkeiten einfach nebensächlich aushalten zu müssen, um an den eigentlichen Problemen wirklich arbeiten zu können. Trotzdem fällt es mir zu Hause manchmal schwerer, die eigene Disziplin durchhalten zu müssen und im Zweifelsfall auf einige Sachen, die mir eigentlich besonders schwerfallen, zu bestehen, weil es für die anderen nicht so wichtig erscheint.

(...)

16. Woche

11.01. bis 17.01.

Anfang der Woche, am Dienstag, durfte ich nach dem Stufenwechsel das erste Mal wieder Laufen gehen. Je nachdem, welchen BMI man hat, wird man hier verschiedenen Stufen zugeteilt, die unterschiedliche Regeln bzw. Privilegien mit sich bringen. Je höher der BMI ist, desto höher ist die Stufe und desto mehr Privilegien hat man bezüglich der Eigenbestimmung im Essen und der erlaubten Bewegung. So darf man zum Beispiel in Stufe 2 keine Treppen steigen, ein paar der körperlichen Freizeitangebote erst in Stufe 3 wahrnehmen und erst in Stufe 4 das erste Mal limitiert Sport machen.

Ich war 20 Minuten am Kanal laufen. Ich konnte im Vorfeld schwer einschätzen, wie viel Kondition und Kraft ich noch hatte. Es ging mir aber sehr gut und tat mir auf jeden Fall auch gut. Ich denke, dass ich es beim zweiten Mal noch mehr genießen kann, wenn ich nicht mehr so unsicher bin und jetzt darauf vertrauen kann, dass ich das noch sehr gut kann. Ich habe nicht rechtzeitig auf die Uhr gesehen, sodass ich mich zu spät auf den Rückweg gemacht habe und nach 20 Minuten noch nicht wieder in der Klinik war. Als ich das merkte, dachte ich erst, dass ich einfach noch schnell zurücklaufen würde und die 10 Minuten mehr auch nichts ausmachen würden. Ich war dann aber im Nachhinein sehr froh, dass ich es nicht gemacht habe, sondern gegangen bin. Schon beim ersten Mal Sport wieder mehr als erlaubt zu machen hätte wahrscheinlich dazu geführt, dass ich gemerkt hätte, dass das ja auch noch gutging.

Und ohne Limitierung … jede Steigerung wieder zur neuen Mindestleistung in der Zukunft … Zweifel werden wach.

Der Versuch, meine Grenzen auszutesten und auszureizen, ist nach wie vor sehr präsent oder durch die teilweise schon zurückgekehrte Kraft sogar wieder stärker.

In der Einzeltherapie mit der Chefärztin sprachen wir darüber, wie es weitergeht und dass ich nach wie vor dazu neige, mich von den Gefühlen anderer leiten zu lassen, dass ich dabei meine eigenen aus dem Blick verliere.

Mitte der Woche ging es mir nicht so gut, und ich habe mir viele Sorgen gemacht.

Zum einen hatte ich große Sorgen bezüglich des Gesprächs zwischen Mama und Papa, dessen Ausgang und Konsequenzen.

Ich hatte Angst, durch meine Sensibilität für Unstimmigkeiten, durch meine sehr sensible Wahrnehmung mal wieder Unruhe und Unbequemlichkeit zu verursachen. Den entfachenden Funken in einer ohnehin schon geladenen Situation zu entzünden, die Familiensituation dadurch womöglich zu verschlechtern, Streit heraufzubeschwören und die beiden in eine schlechtere Verfassung zu bringen.

Außerdem habe ich viele Ängste, Sorgen und Gedanken bezüglich meiner Zukunft in Köln.

Nach der Entscheidung, umzuziehen, habe ich das Gefühl, dass sich die Aufgaben und Erledigungen und der Aufwand diesbezüglich immer höher vor mir auftürmen, und ich habe Angst davor, von der Überforderung wieder übermannt und gelähmt zu werden.

Nach dem Paargespräch von Mama und Papa haben wir unten noch einen Kaffee getrunken, sind spazieren gegangen und haben zusammen Mittag gegessen, bevor die beiden wieder gefahren sind. Die Atmosphäre hinterher war irgendwie komisch und gedrückt, weil ich sehr verunsichert war, wie ich mich den beiden gegenüber verhalten sollte. Ich habe zwar gespürt, dass beide noch sehr mit dem Gespräch beschäftigt waren und irgendwie eine bedrückende Schwere in der Luft hing. Die beiden haben aber nicht darüber gesprochen. Instinktiv hätte ich ihnen gerne geholfen. Versucht zu vermitteln. Aber ich weiß eigentlich auch, dass ich genau das ja nicht mehr machen soll, und finde es eigentlich auch gar nicht so schlecht, mich mal nicht darum zu kümmern, die gefühlte Verpflichtung zu ignorieren und über andere Themen mit den beiden zu sprechen. Es ist nur sehr verunsichernd für mich. Gleichzeitig ist die gedrückte Stimmung sehr schwierig für mich auszuhalten, ohne einzugreifen. Ich verspüre immer noch ein großes Verantwortungsgefühl den beiden gegenüber, den Drang, ihnen einen Teil des Kummers abzunehmen, ihnen zu helfen und ihre Situation zu erleichtern. Sie nicht mit ihren Gedanken alleine zu lassen.

Es ist schwierig und erfordert sehr große Anstrengung, dem automatisierten Verhaltensmuster aktiv entgegenzuwirken.

Beim Spaziergang habe ich dann doch gefragt, ob das Gespräch hilfreich war und ob sie nun vorhaben, etwas in der Art noch mal zu machen.

Während Papa zögerlich war und fragte, ob sie mir von dem Gespräch erzählen sollten oder könnten, hat Mama den Vorschlag sofort abgeblockt und gemeint, dass es genau darum ginge, mich nur noch bei Themen mit einzubeziehen, die mich betrafen.

Hin und her gerissen zwischen dem Drang, eingreifen und agieren zu wollen, und dem neu wahrgenommenen Wunsch nach Ruhe und Abgrenzung, war diese Entschiedenheit fast ein bisschen entlastend.

(...)

Ab Mitte der Woche realisierte ich dann auch erst richtig, dass neben Marie jetzt auch Friederike weg ist. Die beiden fehlen mir doch sehr. Besonders die tollen Gespräche mit Marie, aber auch die Ablenkung und schöne Zeit mit den beiden.

Ich fühlte mich plötzlich wirklich einsam und wusste teilweise nichts so richtig mit mir anzufangen. Letzteres kenne ich eigentlich sonst nicht, weil ich meistens so viele Sachen zu tun und zu erledigen oder Briefe zu beantworten habe, dass immer etwas »abzuarbeiten« ist, und ich mich sonst auch über ein bisschen Zeit zum Lesen freue, weil ich weiß, wie wenig Zeit ich für so etwas zu Hause haben werde. Aber irgendwie machte mich diese Einsamkeit, ohne den Ausblick auf einen schönen Abend mit den beiden, zu unruhig, um die Zeit sinnvoll zu nutzen. Außerdem ist der Bewegungsdrang wieder deutlich mehr geworden in dieser Woche. Vielleicht aufgrund der vielen Gedanken und der großen Ungewissheit bezüglich meiner Zukunft, die mich beunruhigen und nervös machen, aber bestimmt auch wegen des zunehmend schlechten Körpergefühls.

Das Körpergefühl ist die ganze Woche schon sehr schlecht. Mal geht es ein bisschen besser, und an manchen Tag ist es sehr schlecht. Die Veränderungen des Körpers machen mir große Angst und sind sehr, sehr schwer auszuhalten. Das Unwohlsein im eigenen Körper wächst (oftmals auch zu Ekel heran), und damit wird auch das Essen wieder deutlich schwieriger.

Ich laufe zwar nicht direkt Gefahr, etwas wegzulassen, aber besonders abends ist das Essen trotz Völlegefühl, sehr schlechtem Körpergefühl und ohne die gewohnte Gesellschaft sehr, sehr schwierig und ein reines Aushalten und »Abessen«. Die alten Gedanken, mit denen die Krankheit damals noch scheinbar recht harmlos angefangen hat, sind dann wieder sehr präsent und blockierend. Ich begann damals, alles zu hinterfragen, was ich essen wollte. Warum wollte ich das jetzt essen? War das »gut«? Notwendig? Hatte ich wirklich Hunger oder bloß Appetit? Ganz besonders abends erinnere ich mich an diese Gedanken und daran, dass ich dadurch begonnen habe, Mahlzeiten wegzulassen, indem ich sie als nicht notwendig empfunden habe, und testen wollte, ob es auch ohne ging.

Ich habe meinen eigenen Empfindungen nicht mehr vertraut, sie hinterfragt und missachtet. Ich wollte Bedürfnisse und Dränge unterdrücken, besser sein, indem ich mich von solch niederen Trieben wie Appetit nicht mehr »ver»-leiten ließ. Ich wollte stärker sein.

Zu wissen, dass das Weglassen des Essens in dem Moment sehr viel einfacher und »schmerzfreier« wäre und ich damit meinen Ängsten vor noch mehr Selbstekel auch noch entgegenwirken würde, erschwert das Essen, das Aushalten der Zunahmen sehr.

Ich muss mich momentan wieder sehr viel mehr zusammenreißen.

Marie und ich haben weiterhin sehr viel Kontakt und schreiben uns viel. Sie ist mir einfach sehr, sehr wichtig geworden, und es ist mir sehr wichtig, dass sie das schafft. Eine wissende Begleiterin, die viele Sorgen und Ängste kennt und gleichzeitig in die gleiche Richtung kämpft.

(…)

Mir fällt es auch unglaublich schwer, Entscheidungen zu treffen, in denen es darum geht, was für mich das Beste wäre. Ich habe Angst vor den Konsequenzen und Angst davor, nicht den bestmöglichen Weg gewählt zu haben. Entscheidungen sind wie verschiedene Türen, bei denen man sich für den Weg durch eine Tür entscheiden muss.

Ich habe Angst davor, die falsche Entscheidung zu treffen, nicht wieder zurückzukönnen oder einen Umweg zu gehen. Zeit zu vergeuden.

Wenn die Entscheidungen dann auch noch mit einer finanziellen Ausgabe verbunden sind, fallen sie mir besonders schwer. Ich habe immer die Befürchtung, Geld unnötigerweise auszugeben, bin immer auf der Suche, irgendwo einsparen zu können.

Kleinste Entscheidungen z.B. bei Einkäufen können sich dadurch wirklich dramatisch in die Länge ziehen und mich ziemlich auslaugen. In Köln habe ich jegliches Einkaufen wirklich gehasst und dadurch, wenn möglich, einfach vermieden. Wenn es nun doch mal nötig war, bin ich nur zu Aldi gegangen und brauchte dann dort aber circa eine 3/4 Stunde, um zu entscheiden, ob ich nun lieber eine Gurke oder 2 Tomaten kaufen sollte, um dann zu überlegen, welche Gurke wohl die beste sei. Der Stress um die richtige Entscheidung gepaart mit dem enormen Zeitverlust und meiner Ohnmacht, dieses sich wiederholende Verhalten ändern zu können, haben mich sehr unter Druck gesetzt und jedes Mal wieder unglaublich ausgelaugt.

Hier versuche ich, mein Verhalten diesbezüglich ein wenig zu verändern. Die ersten Male, in denen ich hier einkaufen war, waren für mich auch sehr schrecklich, und ich habe mich sofort daran zurückerinnert gefühlt. Fühlte wieder diese Machtlosigkeit gegenüber dem verhassten und doch wiederholenden Szenario.

Ich versuche, mir jetzt immer vorher genau zu überlegen,

was ich brauche, um dann gezielt diese Dinge einzukaufen und mich nicht im Laden erst entscheiden zu müssen. Trotzdem passiert es oft, dass ich mich dann vor den Regalen von dem großen Angebot doch sehr verunsichern lasse und dann doch wieder in einen zeitraubenden Entscheidungskonflikt komme.

Es fällt mir nach wie vor sehr schwer, Geldausgaben für mich selber vor mir selbst zu rechtfertigen Der Drang nach größtmöglicher Einsparung ist immer sehr groß.

All diese Ängste wie auch das schlechte Körpergefühl sind im Moment Gefühle, die ich aushalten muss, um diesen Weg weitergehen zu können. Ich weiß, dass das der einzige Weg ist, um gesund zu werden, aber es ist sehr, sehr schwierig und anstrengend. Ich sehne mich sehr nach einer Zeit, in der es mal nicht mehr nur darum geht, irgendwas aus- und durchzuhalten.

Eigentlich mag ich manchmal nämlich einfach nicht mehr. Weitermachen muss ich trotzdem.

(…)

Am Freitag war ich dann das zweite Mal laufen und konnte es schon sehr viel mehr genießen und vor allem auch als Druckabbau nutzen. Vorher ging es mir irgendwie nicht sehr gut, und ich war sehr angespannt, ungeduldig, einsam und unzufrieden. Der Druck in mir ist immer mehr gewachsen, und das Essen wurde eine größere Herausforderung. Nach dem Laufen war ich aber zum Glück sehr viel entspannter und freier.

Abends ist dann meine Mama gekommen, und wir waren im Kino.

Am Samstag waren wir dann zusammen in der Stadt. Der Tag war wirklich sehr schön. Wir haben uns gut verstanden, ich habe mich sehr wohl mit ihr gefühlt, und man konnte immer wieder merken, wie froh wir beide darüber waren, einiges gesagt zu haben. Irgendwie konnten wir nach den letzten klärenden Gesprächen sehr viel vertrauter miteinander umgehen. Ich konnte ihr von meinen Ängsten bezüglich des Umzugs erzählen, konnte ihr Angebot, mir da zu helfen, sehr gut annehmen und mich ein wenig fallenlassen und ihr Verantwortung überlassen.

Mittags waren wir zusammen beim Italiener essen. Ich finde es immer sehr schwierig die Portionen im Restaurant abzuschätzen, besonders wenn die Spaghetti in so unterschiedlichen Tellern gebracht werden, anders als zu Hause oder hier in der Klinik. Weil wir letzte Woche zusammen Spaghetti gemacht haben, wusste meine Mama, wie groß eine Portion ist. Ich hätte nach meinem Gefühl einen Teil weggelassen und habe sie dann noch mal gefragt, ob sie das für richtig hält. Sie meinte, sie glaubt, ich müsste die ganze Portion essen. Das hat mich dann doch ein wenig verunsichert, und ich habe schweren Herzens alles gegessen, war mir aber sehr unsicher und habe eigentlich schon geplant, eine Einheit abends wegzulassen, um es auszugleichen. Hinterher habe ich mir sehr viele Gedanken und Sorgen gemacht, immer wieder die gegessene Menge vor Augen gehabt und versucht, es richtig abzuschätzen. Früher hätte ich diesen Kampf weiter mit mir alleine geführt und Mama nichts gesagt, damit sie nur beruhigt ist, dass ich alles gegessen habe.

Diesmal habe ich ihr aber gesagt, welche Sorgen ich mir mache und dass ich am liebsten jetzt die Gewissheit hätte, wie groß die Portion war. Am liebsten hätte ich nachgefragt, um Klarheit zu haben, schämte mich aber so sehr dafür, so essgestörte Gedanken zu haben, und schämte mich auch vor Mama dafür. Mama hat mich dann aber beruhigt, hat gesagt, dass das jetzt eben noch so ist, und eine sehr nette Kellnerin gefragt, wie viel Gramm Rohmasse sie circa für eine Portion verwenden.

Es war dann gerade genug für eine Portion. Auf der einen Seite war es ein sehr gutes Erlebnis für mich, meine Ängste auch Mama gegenüber einfach mal zugeben zu können, von ihr akzeptiert und irgendwie beschützt zu werden, ihr die Verantwortung ein bisschen abgeben zu können und von ihr beruhigt zu werden. Auf der anderen Seite hat es mich schon sehr erschrocken und verunsichert, wie sehr ich mich vom Augenmaß her doch noch verschätzt hätte.

Ich war sehr erleichtert, dass ich das klären konnte und die quälenden Fragen so ein Ende hatten.

Im Ganzen habe ich den Tag mit Mama aber sehr genossen. (…)

Zum einen habe ich, wie schon gesagt, Angst davor, immer weiter durchhalten zu müssen. Gerne würde ich wieder ohne Plan essen. Ich finde es schwierig, manche Sachen zum Beispiel in Gesellschaft nicht essen zu können, weil ich sie nicht einzutauschen weiß, und dann abends pflichtgemäß meinen Plan ohne Lust und Hunger abessen zu müssen. Das finde ich sehr, sehr schwierig, und ich sehne mich einfach danach, wieder nach Gefühl essen zu können, habe aber die große Befürchtung, dass das noch nicht ausreichen würde. Der Wunsch, schon essen zu dürfen und zu können, aber eben nur nicht so viel, ist sehr groß. Dann muss ich mir immer in Erinnerung rufen, was einer der Psychologen mal gesagt hat, dass man nicht ein bisschen essgestört bleiben kann. Schade, ein bisschen weniger Pflichten oder die genaue Gewissheit und das dazugehörige Vertrauen bei allen Nahrungsmitteln, wie sie auszutauschen sind, wäre sehr schön.

Am Sonntagnachmittag hatte ich noch Besuch von meiner Freundin Leonie und Theos Mutter. Die Zeit mit den beiden war sehr, sehr schön.

Wir haben ehrlich geredet, weil Theos Mutter mich gefragt hat, ob ich mir das zu Hause jetzt auch zutrauen würde, und beide wissen wollten, wie meine Einstellung und Gefühle zu meinem Körper und zum Essen jetzt sind. Außerdem wollten sie eigentlich so ein bisschen die Bestätigung dafür, dass es mir nie ums Abnehmen und Dünnsein ging. Ich konnte ihnen aber so ein bisschen erklären, dass mir diese Wünsche früher nie so bewusst waren, dass Zunehmen jetzt für mich aber sehr, sehr schwierig ist.

Leonie hat auch gesagt, dass sie sich immer so sehr darüber wundert, dass ich da trotz meinem medizinischen Wissen reingerutscht bin und mir der Weg da raus doch so schwer fällt, obwohl ich jedem meiner Freunde das Richtige raten würde. Sie meinte, es sei so schwer zu verstehen, warum ich meine Ratschläge und meinen Verstand darüber, was gesund und gut ist, nicht auf mich selber anwenden kann. Und da hat sie auch wirklich recht, dass das schwer zu verstehen ist, und es ist, denke ich, nur damit zu erklären, dass ich zwischen mir und meinen Mitmenschen eben noch einen sehr großen Unterschied mache. Für mich und meine Mitmenschen gelten eben oft noch verschiedene Regeln, Verpflichtungen und Maßstäbe.

Von den beiden richtig hinterfragt zu werden, war mir aber nicht unangenehm, weil ich so auch die Chance hatte, mich zu erklären, ehrlich zu sein und meine Sorgen vorzubringen. Ich wurde ernst genommen und nicht danach gefragt, bitte möglichst unkompliziert zu sein.

Ich konnte mit den beiden aber auch sehr viel lachen und dadurch entspannen und habe die Zeit mit ihnen sehr genossen. Nach so einem Besuch freue ich mich auch darauf, bald wieder mehr Zeit mit meinen Freunden verbringen zu können.

Das Wiegen am Montag war nicht sehr leicht für mich. Die großen Sprünge jetzt verunsichern mich doch sehr und wirken auf mich unkontrolliert. Ich habe Angst davor, dass es sehr schwierig werden könnte, einen richtigen Halteplan zu entwickeln.

Heute hatte ich auch mein Entlassungsgespräch mit einer der Diätassistentinnen. Ich hatte viele Fragen und Verunsicherungen und bin mir jetzt auch in vielen Dingen noch nicht sicher. (...) Eigentlich meinte sie, soll ich je nach Gefühl mehr essen. Das Problem ist nur, dass mein Plan weit über meinen Hunger hinausgeht. Sie meint aber, es wäre besser, erst mal normal den Plan weiter zu essen und dann zu sehen, ob der Sport viel ausmacht und ich mehr essen muss oder nicht.

(...)

Die Videoaufnahme heute war wie erwartet. Ich habe mich genau so gesehen wie vor dem Spiegel und auch genau die Stellen gesehen, die für mich schwer auszuhalten sind. Fühlen tue ich mich oftmals nach noch mehr, aber das, was ich sehe, ist auch schon nicht leicht auszuhalten. Die Bewegungstherapeutin meinte, ich solle mir überlegen, wozu ich das, was jetzt mehr da ist, gut nutzen kann und wozu es mir helfen kann. Das ist im Moment eben mein Problem, dass mir das nicht wirklich bewusst ist. Im Moment weiß ich noch nichts damit anzufangen und trage es eher als Ballast mit herum. Ihr Vergleich mit einer Wand hat mir ein bisschen Hoffnung gemacht. Sie sagte, dass die Knochen jetzt nicht mehr so im Vordergrund seien. Sie seien zwar noch enorm wichtig für die Stabilität, machten mich jetzt aber nicht mehr aus. Wie eine kahle Wand, die unabdingbar für die Stabilität ist, die Schönheit des Raumes käme aber von der Wandfarbe, den Bildern, Lampen und der Dekoration. Ich hoffe einfach immer, dass ich noch nicht am Ziel bin und es mir irgendwann noch gelingt, Nutzen von dem, was jetzt mehr da ist, zu haben und meinen Körper wieder akzeptieren zu können.

(...)

Abends saß ich noch mit einigen neueren Patienten zusammen. Das war eigentlich sehr schön, mal wieder unter Menschen gemütlich zusammenzusitzen. Gegessen habe ich dann aber doch alleine, und auf Dauer ist das schwierig. Als Ausnahme war es am Anfang direkt angenehm und schön, aber auf Dauer ist es einsam. Mit den anderen will ich aber auch nicht essen, weil die dann viel weniger haben und dann komme ich mir gefräßig vor.

17. Woche

18.01. bis 24.01.

KBT – Konzentrative Bewegungstherapie – war am Dienstag echt gut. Wir sollten uns Gegenstände und Symbole dafür suchen, was uns die Essstörung geben kann.

Ich habe gemerkt, dass mir die Essstörung Stabilität gegeben hat, mich mit einer Art Stolz gefüllt hat, weil ich das Gefühl hatte, etwas zu leisten, Stärke zu beweisen und dadurch etwas wert zu sein.

Außerdem hatte ich das Gefühl, durch die ES schneller und flinker, aber auch angepasster zu sein und agiler sein zu können. Die ES war für mich ein Schutz, ein Schutz vor den Gefühlen, vor dem Überflüssigen und vor jeglichen Angriffen. Durch das Ausleben der ES und durch das Dünnsein hatte ich den Eindruck, mich aufs Wesentliche beschränken zu können, eine Klarheit und Reinheit zu verkörpern und dadurch leistungsfähiger und irgendwo auch weiser zu sein.

All das brachte mir eine gewisse Sicherheit, auf die ich mich verlassen konnte.

Auf der einen Seite war es sehr schwierig, sich bewusst zu machen, was die ES einem alles gegeben hat, wo man doch gerade so sehr dabei ist, sich von ihr zu verabschieden.

Aber irgendwie habe ich das Gefühl, dass das jetzt schnell gehen muss, weil ich Angst habe, zu instabil zu sein und zu schnell zurückzufallen. Die Angst, diesen Vorzügen wieder zu verfallen, ist sehr groß.

Die Einzeltherapie bei meiner Psychologin war eigentlich

ganz gut, nur habe ich danach irgendwie ein bisschen Angst bekommen, nicht genug geschafft zu haben und eigentlich hier noch gar nicht fertig zu sein. Wir haben ein bisschen über die letzte Woche geredet, über Mamas Brief, die Situation hier in der Gruppe und die Ängste vor zu Hause. Mir wurde ein Arbeitsblatt zu Depressionen gegeben und erklärt, wie die Tagesstimmung eines gesunden Menschen sich von der Tagesform eines depressiven Menschen in der Depression und in der Heilung unterscheidet. Ein normaler Mensch hat regelmäßige Schwankungen der Tagesform um ein konstantes Level herum. Bei einer Depression rutscht die Stimmung ganz stark ab und verharrt ohne Schwankungen an diesem tiefen Punkt. Wenn es auf diesem Level wieder zu Schwankungen kommt und es langsam bergaufgeht, befindet man sich eigentlich schon auf dem Weg der Besserung.

Das konnte ich sehr gut auf mich beziehen. Ich kann mich noch sehr gut daran erinnern, dass es mir vor (und um) Weihnachten eine Zeitlang sehr schlecht ging, ich sehr traurig war und keine Veränderungen von einem zum nächsten Tag sehen konnte. Jetzt ist es schon wieder so, dass ich sagen kann, dass es Tage gibt, an denen es mir ein bisschen besser geht, und Tage, an denen es mir wieder schlechter geht. Aber ich kann jetzt schlechte Tage von den ein bisschen besseren wieder unterscheiden.

(…)

Am Mittwoch hatte ich meine Einzeltherapie bei der Chefärztin. Sie macht sich Sorgen, wie mein Verhältnis zu Papa sich wieder verändern könnte, wenn ich wieder zu Hause bin. Ich merke, dass ich mich schon besser distanzieren kann. Ich versuche wirklich, nicht auf jeden Unterton oder jede Anspielung meiner Mitmenschen einzugehen. Nicht jede schlechte Stimmung oder traurigen Blick verändern zu wollen. Was ich momentan aber noch nicht kann, ist jemanden, der meine Hilfe oder Unterstützung braucht, wirklich abzuweisen oder jemandem eine Bitte auszuschlagen.

(...)

Die Chefärztin fragte mich, wie bereit ich sei, die Essstörung loszulassen, und ich muss zugeben, dass ich noch nicht ganz und gar bereit dazu bin. Irgendwie gibt es schon noch so eine kleine schützende Verbindung zu dieser Option, die ich momentan sehr gut im Griff und unter Kontrolle habe, aber im Moment bin ich noch nicht dazu bereit, sie ganz aufzugeben, die Kontrolle über die Essstörung, indem ich sie abgebe.

Wir haben auch über ein mögliches Intervall gesprochen. Das würde bedeuten, dass ich, zum Beispiel in den Ferien, für einen kurzen, unabhängig von meinem Gewichtsverlauf geplanten Aufenthalt zurückkommen würde, um das Gelernte noch einmal zu stabilisieren. Vielleicht wäre das eine gute Möglichkeit, mir eine schützende Hintertür offenzuhalten.

Momentan bin ich sehr unruhig. Ich habe Angst, hier etwas zu vergessen, etwas Gelerntes hierzulassen, untergehen zu lassen, nicht alles aufgenommen zu haben, nicht alles mitnehmen zu können. Ich habe Angst, etwas noch nicht erkannt und nicht alles Mögliche geschafft zu haben.

(...)

Mit den anderen Mitpatientinnen ist es nicht ganz einfach, obwohl sie alle sehr nett sind.

Ich merke einfach (und sie auch), dass ich schon weiter bin, und daher ist eine gewisse Abgrenzung auch nötig. Ich schätze ihre Gesellschaft und jeden Einzelnen sehr, brauche aber auch meine Zeit, um mich auf die Zukunft vorzubereiten – und das würde ich eigentlich lieber weiterhin mit jemandem wie Marie zusammen machen als so alleine, besonders wenn ich so unruhig bin.

Wegen der Unruhe und Rastlosigkeit bin ich dann in der Dämmerung auch noch mal laufen gewesen. Der Anfang war ein bisschen mühsam, dann ging es von alleine, und ich konnte es sehr genießen. Zum Schluss war noch ein richtiger Sprint möglich, bei dem meine Beine wie ganz früher, als ich gesund war, wieder vollkommen alleine wie so eine Turbomaschine gearbeitet haben und ich einen vollkommen klaren Kopf hatte und nur noch den Wind gespürt habe. Das war so unbeschreiblich herrlich!

Danach war ich aber auch ein bisschen erledigt. Abends habe ich noch mit Mama telefoniert. Sie hatte Verständnis dafür, dass es jetzt wieder schwieriger ist, und freut sich auf Sonntag. (…)

In der Gruppe am Donnerstag war es echt gut. Seit ein paar Wochen sind wir nach einem ziemlichen Umbruch wieder zu einer sehr gut funktionierenden Gruppe zusammengewachsen.

Das hat man diese Woche auch deutlich in der Kunsttherapie gemerkt. Wir haben weiter mit unseren Gefühlsskulpturen gearbeitet und versucht, alle Skulpturen in einem Ganzen zusammenzubringen. Letztendlich hat das sehr gut geklappt. Die Entstehung dieses Gruppenwerks aus Einzelwerken jedes Einzelnen hätte noch vor wenigen Wochen, nach der letzten großen Umstellung, ohne Vertrauen und Gemeinschaftsgefühl nicht funktioniert. Ich hatte große Angst, dass diese Atmosphäre und Stimmung in der Gruppe bis zu meiner Abreise so bleiben würde und mir die Gruppe so keine Fortschritte mehr bringen würde. Das hat sich aber zum Glück sehr geändert. Die Gruppe funktioniert als Gemeinschaft wieder sehr gut, arbeitet sehr produktiv und reflektierend.

Heute habe ich mittags einen Salat gegessen und hatte irgendwie ein schlechtes Gewissen, weil es so viel aussah, aber eigentlich weiß ich ja auch, dass Salat gar nicht zählt. Selbst wenn das so ein bisschen was hat, nehme ich doch lieber von so etwas Leckerem zu, als dass ich noch mal erhöhen muss.

Grundsätzlich habe ich momentan auch wieder so ein bisschen Paranoia, zu viel Salat abends zu essen, zu gierig zu sein, weil meine neuen Tischnachbarn immer nur ein kleines Schälchen nehmen, während ich so wie mit den jetzt bereits entlassenen Mitpatienten auch immer eine große Schale wähle.

(…)

Generell komme ich in meiner Unruhe momentan nicht so gut alleine zurecht. Ich hätte zwar einiges zu tun, mir fehlt aber die Ruhe dazu, wodurch ich wiederum noch unruhiger werde, weil ich die Dinge nicht erledige.

(…)

Ich versuche momentan, nicht auf mein Körpergefühl einzugehen, und versuche auch oft, mir deutlich zu sagen, dass ich mich nun mit meinem neuen Körper abfinden muss. Ich versuche dann, mich mit »wichtigeren« Dingen abzulenken, nehme aber den Unterschied zwischen mir und dem Hauptteil meiner Mitpatienten sehr deutlich war. Aber gerade darum, denke ich, muss ich mich auch so deutlich von ihnen abgrenzen. Ich kann mich zwar weiterhin oft mit den Mädchen aus der Gruppe unterhalten, aber sobald wir über die ES, die Krankheit und Ähnliches sprechen, muss ich mir sehr deutlich machen, dass ich vieles davon schon hinter mir habe. Trotzdem oder deswegen freue ich mich aber schon wieder auf Menschen, die mich auch wirklich nach vorne ziehen können und weiter bzw. für verschiedene Bereiche des Lebens oder bestimmte Verhaltensweisen Vorbilder sind.

In der Gruppe habe ich mir am Freitag eine Rückmeldung der Gruppe gewünscht. Ich hatte im Verlauf der Woche immer öfter und stärker das Gefühl, im Ganzen zu viel zu sein. Zu präsent, zu groß, zu dominant, zu »laut«, zu übergriffig zu sein. Wahrscheinlich auch aus dem oben genannten Grund, dass ich in vielen Gesprächen merke, dass ich einfach gerade an einer ganz anderen Stelle der Genesung bin, hatte ich oftmals das Gefühl, bei Problemlösungen zu dominant und übergriffig zu sein. Vielleicht ein bisschen ungeduldig zu wirken. Eigentlich ist es aber nur so, dass ich viele Gefühle und Gedanken der anderen kenne und nachvollziehen kann. Ähnliche Gedankengänge selber schon durchgemacht habe und bereits früher zu einem Schluss, einer Möglichkeit mit diesen Gedanken umzugehen, gekommen bin. Da mir ihre Gedanken und Probleme bekannt sind und ich teilweise zumindest theoretisch besser damit umzugehen weiß, möchte ich meine Erkenntnisse mit den anderen teilen, ihnen darüber hinweghelfen, sie mit nach vorne ziehen und ihnen manches eigentlich sehr gerne erleichtern oder ersparen, so wie mir damals, als ich neu war, andere geholfen haben. Da ich dieses Gefühl, »zu viel« zu sein, jedoch sehr mit dem Anfang der ES in Verbindung bringe und sich das dann auch sehr auf mein Körpergefühl und den Wunsch, »weniger«, zierlicher und unauffälliger zu sein, beziehe, fand ich es sehr bedrohlich.

Ich merke aber, dass ich jetzt schon ein bisschen mehr an mich selber denke und deutlich sagen kann, was mir vor der Abreise noch wichtig ist, indem ich solche schlechten Gefühlswahrnehmungen in der Gruppe anspreche, auch wenn es mir schwergefallen ist. Ich habe mich dafür geschämt, die

Rückmeldung der anderen nötig zu haben und auch danach bedürftig zu sein. Ich hatte Angst, dass es nach »fishing for compliments« aussieht.

Die Gruppe hat mir aber durchweg eine positive Rückmeldung gegeben.

(...)

Ich denke, für mich ist es sehr wichtig, mir diese Rückmeldung immer wieder zu verdeutlichen und zu erinnern, damit ich dem schlechten Gefühl auf keinen Fall die Oberhand lasse. Das wäre sehr gefährlich.

(...)

Wegen der Wohnungen habe ich schon mehrere Anbieter angerufen und hatte gleich beim ersten Telefonat bezüglich einer WG ein sehr nettes Telefonat, was mich sehr gefreut hat und mir ein bisschen mehr Hoffnung gegeben hat. Danach war es zwar weniger erfolgreich, aber es bestärkt mich, Gefühle, wie die Freude nach dem Telefonat, jetzt schon ein bisschen besser wahrnehmen zu können. Zwar merke ich oft noch, dass ich weiter daran arbeiten muss und darauf aufpassen muss, weil es mir manchmal schwerfällt und anstrengend ist, aber es ist schön, eine Veränderung zu bemerken.

Am Nachmittag hatte ich noch einen Extratermin bei meiner Psychologin. Wir haben ein bisschen über den Wochenplan gesprochen und generell überlegt, was ich noch einbauen kann, um Spaß haben zu können. Sie meint, es sei immer wieder wichtig, mir vor Augen zu führen, wie viele andere wichtige Dinge es im Leben gibt, außer dem Studium.

Ich weiß, dass ich bezüglich meines Leistungsdenkens noch sehr viel an mir arbeiten muss. Während ich früher stundenlang lesen konnte, mich in Bücher reinversetzen konnte, fehlt mir jetzt oftmals die Ruhe dazu. Ich überlese die Seiten nur, habe im Hinterkopf, möglichst schnell vorankommen zu müssen, es möglichst schnell schaffen zu müssen. Auch sonst hängt die Wertigkeit und das Maß darüber, was sinnvoll ist, so sehr davon ab, was ich damit erreichen kann und hinterher geschafft habe. Oftmals habe ich bezüglich einfacher Tätigkeiten oder Freizeitaktivitäten schon sehr große Erwartungen, was ich dadurch erreichen, schaffen oder bewirken muss. Im Zweifelsfall habe ich den großen Leistungsdruck, dadurch endlich und »gefälligst« glücklich zu sein. Dadurch bin ich sehr schnell einfach enttäuscht, ohne zu wissen, was genau ich mir eigentlich erwartet habe. Ich weiß, dass es sehr viel Arbeit werden wird, meinen Drang, Zufriedenheit durch Leistung zu erlangen, im Griff zu halten, und wieder leistungs- und druckfreie Alternativen zu finden und wirksam werden zu lassen.

(…)

Bis Montag will ich einen Gegenstand finden oder wohl eher einen Brief schreiben, um etwas hierlassen zu können, mich von etwas Konkretem verabschieden zu können und mit etwas abschließen zu können. Bei dem Gedanken daran, wirklich entschieden die ganze Essstörung hierzulassen und mich von dieser Option ein für alle Mal zu verabschieden, habe ich doch tatsächlich ein Gefühl von Trauer und vor allem plötzlich Verlustängsten wahrgenommen. Die Vorstellung erschien mir zum einen irgendwie bedrohlich und zum anderen wie ein voreiliges, unüberlegtes Versprechen. Es hat mich dann sehr beruhigt, dass ich nicht gleich die ganze Essstörung benennen muss, sondern auch einzelne Aspekte, die ich wirklich auch bereit bin, hierzulassen, und die trotz Schwierigkeiten realistisch sind.

Aber auch hier tat es irgendwie gut, dieses Gefühl so deutlich wahrzunehmen und zuzulassen. Dadurch kann ich mich wirklicher, lebendiger fühlen.

(...)

Samstag hatte ich einen sehr entspannten Tag, der eigentlich ganz guttat. Ich hatte viel Kontakt zu Freunden, die alle sehr froh und deutlich erleichtert darüber sind, dass ich jetzt nach Hause komme. Zu hören, wie viel sie mit mir planen, macht mir Mut, während die Anforderungen mir gleichzeitig ein bisschen Angst machen.

Außerdem mache ich mir weiterhin sehr viele Gedanken, was genau ich am Montag verabschieden kann und werde.

Jetzt habe ich einen Brief geschrieben, mit dem ich mich von meiner leeren, unehrlichen Hülle, der Fassade, verabschieden möchte sowie von der Barriere zu meinen Gefühlen. Beides möchte ich hierlassen, nicht mit nach Hamburg, Köln oder in mein weiteres Leben nehmen.

Bei meinen Eltern habe ich wieder gemerkt, wie schwer es mir fällt, mich von dem Leistungsdenken zu verabschieden, wenn es oftmals mit Stolz um irgendwelche Trainingszeiten, Triathlon-Helden und Wettkampfziele geht. Ich werde jetzt oft gefragt, wie es mit dem Laufen 2-mal die Woche geht, mir wird erzählt, wie viel sie täglich schaffen, und ich habe schon fast das Gefühl, mich vor ihnen rechtfertigen zu müssen, weil ich noch nicht so viel Sport mache. Trotzdem sehe ich die Gefahr darin, mich im Sport wieder zu sehr auszutesten, wodurch ich denke, dass es sehr wichtig ist, mir Grenzen zu setzen, weil ich mir sonst immer mehr beweisen will.

Die Abreisewoche

24.01. bis 31.01.

Die letzten Tage sind unglaublich schnell vergangen. Am Montag, meinem letzten Wiegetag, ist das Gewicht wieder ein kleines Stück runtergegangen.

Ich hatte eine letzte Einzeltherapie bei der Psychologin und davor doch ein wenig Angst. Angst davor, dass diese Therapiesitzung und damit meine Chance auf Hilfe vorbeigehen würde und ich nicht genug geschafft hatte und klären konnte.

Als Abschiedsritual habe ich einen Brief geschrieben. Einen Brief, in dem ich mich von meiner künstlich aufrechterhaltenen Fassade und der Blockade zu meinen Gefühlen verabschiedet habe. Zwei Eigenschaften und Gewohnheiten, die ich wirklich vollkommen dalassen wollte, und ich hatte auch das Gefühl, dazu bereit zu sein.

Meine Psychologin fragte mich, wie ich mit dem Brief nun umgehen wollte. Ich könnte ihn zum Beispiel verbrennen oder vergraben. Beides schien mir sehr unpassend. Etwas, was für sehr lange Zeit ein fester Bestandteil von mir war, zu verbrennen, kam mir falsch und zu radikal vor. Etwas, was ich wirklich nicht wiedererlangen wollte, zu vergraben, jedoch zu gefährlich, zu reversibel. Der Kanal erschien mir das Richtige.

Ich beschwerte den Brief noch mit einem schweren, unglaublich hässlichen, kalten Schlüsselanhänger, der bereits zwei Beine verloren hatte. Ein vermeintlicher Glücksbringer, der mir sehr viel Unglück brachte.

Die Psychologin begleitete mich zu dem Kanal, und ich versenkte beides. Weg war es, zum Grund gesunken und doch nicht festgesetzt durch das fließende Gewässer.

Es fühlte sich gut an. Erleichternd und bestätigend. Ich hatte das Richtige getan. Mich für den richtigen Brief entschieden. Und spürte keinerlei Bedauern.

Besonders der Abschied von den Diätassistentinnen lag mir sehr am Herzen. Die vier haben mir wirklich so sehr geholfen in meiner Zeit in der Klinik, haben mein Vertrauen erlangt, was mit Sicherheit nicht leicht war, mich unterstützt und immer ermutigt. Sie haben mir zugehört, sich all meine Probleme und Gedanken ums Essen angehört, haben meine Ängste ernst genommen und mir doch geduldig gezeigt, wie die Realität aussieht, welche Ängste unbegründet sind, und sie haben mir vor allem verständlich erklärt, warum sie unbegründet sind. Ohne ihre Hilfe hätte ich die Klinik nie mit der Sicherheit verlassen können, wie es jetzt möglich war.

Sie haben mir wieder einen neuen Einstieg ermöglicht. Einen neuen Einstieg, wie ich mit Lebensmitteln, Mengen und Portionen umgehen kann, und mir somit viele neue Möglichkeiten eröffnet.

An meinem Abreisetag, dem Mittwoch, war ich nur noch einmal Blindwiegen. Irgendwie ein komisches Gefühl, wo ich doch eigentlich immer die Realität sehen will, aber wahrscheinlich besser, als innerhalb von drei Tagen zwei verschiedene Gewichte zu erhalten und womöglich verunsichert nach Hause zu gehen.

Der Abschied aus der Gruppe war wirklich sehr nett und freundlich.

Wie jedem Abreisenden wurde auch mir von der Gruppe ein Plakat erstellt mit meinen Stärken, aber auch mit deren Wünschen für mich.

Es ist sehr schön, so viele freundliche und liebevolle Worte auf einem Plakat zu lesen, und es fühlt sich warm und gut an, davon angesprochen zu werden. Zum Abschluss hat auch die Psychologin noch ihre Wünsche für mich dazugeschrieben und dabei auch einen meiner tiefsten Wünsche benannt. Das war ein sehr schönes und erleichterndes Gefühl, zu wissen, dass sie mich über die Monate so gut kennen- und verstehen gelernt hat. Es gibt mir ein Gefühl von Vertrauen und Zufriedenheit.

Beim letztendlichen Abschied von ihr war ich dann auch sehr traurig, aber vor allem dankbar ihr gegenüber, für ihre Unterstützung und Hilfe.

Auch der Abschied von der Chefärztin, bei der ich wöchentlich eine Therapiesitzung hatte, war sehr emotional und intensiv. Sich von den Menschen zu verabschieden, die einem monatelang den Rücken gestärkt, einen unterstützt und ermutigt haben, weiterzukämpfen, und deren einziges Ziel immer meine Genesung zu sein schien, machte mir auch Angst. Angst aus dieser behüteten Umgebung, aus dem Schutz herauszumüssen und dem Ganzen dennoch nicht gewachsen zu sein.

Zu Hause angekommen, war Mama zum Mittagessen da. Es war sehr schön zu sehen, wie froh Mama und Papa darüber waren, dass ich wieder zu Hause bin. Trotzdem merkte ich schnell, dass etwas anders ist als in der Klinik.

Wir sitzen noch am Tisch, und Mama und Papa reden über ihre Sportwettkämpfe. Mama recherchiert etwas im Handy, Papa schlägt Wettkampfdaten in der Fachzeitschrift nach. Jeder geht seinen Interessen nach, und ich, noch ziemlich angespannt und verunsichert von den Abschieden des Vormittags und der neuen Situation, sitze da und weiß nicht recht, wohin mit mir. Ich merke, dass ich mich unwohl fühle, schaffe es aber nicht, die Situation anzusprechen. Ich fühle mich etwas überrumpelt und überfahren von dem Verhalten der Menschen um mich herum, die offensichtlich ihren eigenen Interessen nachgehen und im Kontakt mit anderen auf ihren eigenen Nutzen konzentriert zu sein scheinen. Mir fehlt die Sensibilität, aber auch die Intensität, die ich monatelang aus Kontakten in der Klinik gewohnt war. Mir wird bewusst, was diese sogenannte »Käseglocke« über so einer Klinik bedeutet.

Abends habe ich allein mit Papa gegessen.

Eigentlich war es auch ganz gut, ein bisschen Ruhe zu zweit zu bekommen, und irgendwie kamen wir im Gespräch auch auf eine mit dem steigenden Gewicht einhergehende körperliche Verbesserung von mir. Da sagte er, dass alles reversibel sei.

Mit ein wenig Abstand wusste ich später, dass er mir damit nur Mut machen wollte, mir zeigen wollte, dass alles wieder gut werden konnte.

Aber leider kam das in dem Moment gar nicht so bei mir an. Ich hörte nur, dass es keine Gefahr in der Krankheit gibt, jede Folge der Krankheit jederzeit behoben werden konnte und es für mich keine Risiken im Untergewicht gab.

Ich versuchte, die Situation noch zu relativieren, wollte einen Widerruf seiner Aussage hören, als ich ihm Osteoporose als dauerhafte Schädigung von Anorexie darbot. Doch leider erkannte er in dem Moment nicht mein Verlangen nach Unterstützung, die Barriere vor einem Rückfall aufrechtzuerhalten, sondern versuchte auch hier, mir nur Mut zuzusprechen, indem er mir sagte, dass solche Folgen ja nur nach jahrelanger Krankheit zurückbleiben würden.

Das vervollständigte den Schlag gegen meine schützenden Gedanken dann vollkommen. Also wenn alles noch gar nicht so schlimm war, wenn mit dem Untergewicht noch gar keine Risiken verbunden waren, warum dann der ganze Akt, die letzten Monate? Habe ich mich zu schnell zu dem Klinikbesuch erweichen lassen? War das Ganze noch gar nicht nötig gewesen? Habe ich nur einfach zu früh aufgegeben?

Es schien mir, als hätte ich noch ein paar Jahre Zeit mit der Anorexie zu leben, noch ein bisschen Zeit und Spielraum, die Grenzen auszutesten, die ich scheinbar noch nicht erreicht hatte.

Der Rest der Woche war okay. Es gab zahlreiche Tiefen und Schwierigkeiten beim Essen, aber auch freudige Momente.

Zum Beispiel bin ich Ende der Woche mit Leonie und Imke frühstücken gegangen. Da wir uns erst am Vormittag getroffen haben, beschloss ich vorher, mein Frühstück aufzuteilen. Ich aß das Müsli zu Hause und das Brötchen dann zusammen mit den beiden. Die Atmosphäre war total locker und entspannt, die beiden haben mich in keiner Weise auf mein Essverhalten oder die Lebensmittel angesprochen, und ich war hinterher sehr froh über diesen Erfolg.

Es war ein gutes Gefühl, zu sehen, dass so eine Einladung wieder möglich war, ohne dabei das Gefühl zu haben, zu viel Sicherheit zu verlieren. Ein Schritt zurück in die Gesellschaftsfähigkeit.

Am selben Tag noch hatte ich meinen ersten Termin bei Prof. Schulte-Markwort. Wir sprachen erst allgemein darüber, wie es mir in den ersten Tagen zu Hause ergangen war, und über meine Eindrücke bezüglich der Klinik.

Durch die Termine und Papas und meinen Plan, abends ins Kino zu gehen, bin ich mit dem Essen an diesem Tag sehr durcheinander und vor allem in großen Zeitverzug geraten, wodurch es für mich sehr schwierig war, die Ruhe zu behalten und den Rest aufzuholen.

Papa, der auch schon am frühen Nachmittag nach Hause gekommen ist, war dabei aber sehr hilfreich, indem er das Ganze mit ein bisschen Humor wie eine Art abzuarbeitende Liste gesehen hat, die er mit mir erledigen wollte, und jede Mahlzeit mit mir gemeinsam eingenommen hat.

Dabei haben wir auch noch mal über den ersten Abend zu Hause geredet, und ich konnte ihm erklären, was seine Aussage darüber, dass alles reversibel sei, bei mir ausgelöst hat. Er hat mir dann auch ganz ehrlich erklärt, dass es für ihn schwierig sei zu verstehen, warum mir jetzt nach der Klinik das Essen oftmals noch so schwerfallen würde, wo dies doch in unserem gemeinsamen Urlaub kurz vor der Klinik nicht der Fall gewesen sei.

Hier sah ich meine Chance, ihm endlich ehrlich zu erzählen, was ich im Urlaub gemacht habe, um eine Gewichtszunahme zu umgehen. Ich erzählte ihm, dass ich mich in diesem Urlaub nach jeder Mahlzeit mehrmals übergeben habe, was ich zuvor nur manchmal an Wochenenden zu Hause gemacht hatte, wenn ich das Gefühl hatte, dem Essen nicht entweichen zu können, ohne meine Eltern vollkommen zu beunruhigen und zu enttäuschen.

Ich erzählte ihm von meinem heimlichen Krafttraining jeden Morgen und Abend, wenn er ins Bad ging, und meinen Tricks, gehaltvolle Nahrung zu umgehen.

Schon früher hat er oft sein Unverständnis darüber geäußert, dass ich in diesem Urlaub nicht zugenommen hatte, obwohl er mich doch essen hatte sehen. Nie hatte ich den Mut, ihm die Gründe zu erklären. Meine Angst darüber, dass er den Urlaub mit mir dann nicht mehr so gut in Erinnerung hätte, und die Angst vor seinen Zweifeln mir gegenüber waren zu groß. Für mich war der Urlaub trotz des Stresses und der Angst vor dem Essen wunderschön, und ich scheute mich davor, den Urlaub durch meine Krankheit zu belasten.

Am ersten Wochenende wieder zu Hause war das Essen sehr, sehr schwierig. Schon seit Freitag bauten sich die Angst vor dem Essen und der Druck, etwas wegzulassen, immer mehr auf. Sonntagabend ging es mir dann richtig schlecht. Mein Bruder hatte Besuch da, und wir haben zu viert mit Mama gegessen. Nur hatten die beiden vorher schon etwas gegessen und wollten daher nicht mehr so viel.

Ich weiß, dass ich mir zu Beginn die richtige Portion auf den Teller getan habe, weil ich es sogar abgewogen habe. Trotzdem war es für mich fast unerträglich, das Gefühl zu haben, am meisten zu essen. Ich quälte mich sehr und war hinterher vollkommen erschöpft von dem erforderten Kraftaufwand. Der Druck zurück in das Gewohnte, in das vermeintlich Leichtere war unglaublich groß, und mir wurde mal wieder bewusst, wie unglaublich aktiv ich gegen die Krankheit ankämpfen muss. Es reicht nicht, ein Verhalten abzustellen oder sein zu lassen. Ich muss mich zudem auch noch zum Essen zwingen. Ich habe Angst davor, diese Kraft im nächsten Moment nicht mehr aufzubringen. Zu versagen und aufzugeben. Nicht unbedingt aus Trotz und nicht nur wegen des Willens, wieder dünn zu sein, sondern schlicht und ergreifend, weil mir Kraft für die Alternative, für das Weiterschreiten auf dem Weg der Genesung fehlt.

Mir kommt der Vergleich von einem gejagten Tier. Es muss nicht lebensmüde sein, um sich nach kilometerlanger Hetzjagd schließlich auf den Boden zu legen. Vielleicht ist das Tier auch einfach am Ende seiner Kräfte. Würde gerne versuchen, weiterzulaufen, aber was soll es tun, wenn ihm die Beine einknicken und die Luft ausgeht.

Mama und ich haben uns nach dem Essen noch eine DVD ausgeliehen. Auf dem Rückweg war der Druck dann zu groß, und ich musste weinen. Zuerst wollte ich alles wie gewohnt unterdrücken, zumindest so lange, bis ich zu Hause war und kurz alleine ins Zimmer oder Bad gehen konnte, aber dann erinnerte ich mich an den Brief, den ich noch vor wenigen Tagen in den Kanal geschmissen hatte, und konnte die Fassade fallen und die Tränen einfach laufen lassen.

Es tat gut, in den Arm genommen zu werden und meine ganzen Zweifel aussprechen zu dürfen. Nicht so tun zu müssen, als ob alles schon gut und leicht laufen würde, sondern meine Ängste und Sorgen mit jemandem teilen zu dürfen.

Hinterher war ich einfach nur erschöpft und müde.

Montag kam das erste Wiegen zu Hause. Ich war doch sehr angespannt und nervös. Eine erneute minimale Abnahme, der ich aber nicht so recht vertrauen konnte, aus Angst, dass die ungeeichte Waage zu Hause vielleicht zu wenig anzeigen würde. Ich wollte unsere Personenwaage in einem Eichzentrum überprüfen lassen und gab sie dort ab, um sie zwei Stunden später wieder abzuholen. Ein sehr freundlicher Mitarbeiter erklärte mir, dass sie das eigentlich gar nicht machten, bei mir aber aus Kulanzgründen kostenfrei eine Ausnahme gemacht hätten. Freudestrahlend berichtete er mir, dass die Waage vollkommen in Ordnung sei, soweit er das in dem Spielraum von plus/minus 300 Gramm sagen konnte.

Plus/minus 300 Gramm ... Zum Glück kann ich mittlerweile schon darüber lächeln und eben erkennen, für wie offensichtlich unwichtig andere Menschen Gewichtsschwankungen von plus/minus 300 Gramm halten. Dabei ging es mir ja eigentlich genau um den Gewichtsbereich, weil jede 100 Gramm im Wochenschnitt einen Unterschied machen.

Lächelnd erkannte ich, wie fixiert ich noch auf mein Gewicht bin, und fuhr nach Hause. Auf dem Rückweg hatte ich dann noch eine weitere Idee. Hielt in einer Apotheke und stellte mich in voller Montur auf die geeichte Waage. Zu Hause wiederholte ich das direkt auf unserer Personenwaage und musste erkennen, dass diese sogar 100 Gramm zu viel anzeigte.

Damit hatte sich das Thema ungeeichte Waage aber zum Glück erledigt.

WG-Suche

01.02. bis 07.02.

Am Dienstag war ich bei Prof. Schulte-Markwort. Ich war sehr gespannt, wie die erste richtige Therapie werden würde, und habe mir vorher überlegt, was genau ich ansprechen will. Ich habe ihm von meinen Anstrengungen bezüglich des Essens und von dem Gespräch mit Papa erzählt.

Somit haben wir auch das erste Mal über den Urlaub in Südtirol geredet, und ich musste ihm gestehen, dass ich mich dort auch übergeben hatte.

Außerdem habe ich versucht, meine Gedanken bezüglich des Essens zu formulieren.

Es ist einfach wahnsinnig anstrengend. Oftmals mag ich einfach nicht mehr weiteressen. Ich will dann einfach aufhören und nicht weiteressen. Ich will eine Pause von diesem ewigen Kampf und einfach das machen, was viele von mir verlangen: mich fallenlassen, entspannen. Aber das würde gleichzeitig bedeuten, nicht zu essen, denn essen ohne Anstrengung ist derzeit nicht möglich.

Ich sehne mich danach, endlich mal wieder etwas leisten zu können. Ich sehne mich danach, etwas vollbringen, etwas erreichen zu können. Stolz auf mich sein zu können und die Anerkennung und den Stolz von anderen auch zu spüren. Das Problem ist, dass ich dieses Gefühl von Stolz und Leistung noch sehr damit verbinde, unter außergewöhnlichen Umständen (wie zum Beispiel mit niedrigem Gewicht) Außergewöhnliches im Sport oder Studium leisten zu können.

Manchmal kommen mir die Gedanken, dass ich dieses Gefühl von Stärke auch dadurch erreiche, dass ich diesen Essensplan durchhalte und trotz des inneren Widerwillens essen kann. Ich versuche daran zu denken, wie viel Disziplin, Anstrengung, Selbstzwang und Schmerz es für mich bedeutet. Mir klarzumachen, dass ich Stärke beweise, indem ich esse, anstatt meinem Wunsch nach Einsparung zu folgen.

Das Problem ist, dass deine Mitmenschen, deine Freunde und deine Familie das nicht so sehen, und ich nicht das Gefühl habe, dass sie verstehen, welche Überwindung es mich nach wie vor kostet.

Wenn ich esse, denken sie: »Oh toll! Sie kann wieder essen. Endlich lässt sie wieder locker und kann sich etwas Gutes tun.«

Aber es hat leider nichts mit »lockerlassen«, sondern viel mehr mit »durchbeißen« zu tun. Wenn ich mich fallenlassen würde, wenn ich meinem inneren Drang nach Zufriedenheit nachgehen würde, würde ich viel Sport machen, dadurch mein Selbstwertgefühl immer wieder kurzfristig aufbessern und wenig essen. Ich würde vieles nur probieren, aber nichts aufessen. Ich würde wieder in den Genuss kommen, ein bisschen essen zu dürfen, aber niemals alles und schon gar nicht ohne Hunger. Ich würde abends nicht trotz Müdigkeit und Erschöpfung alleine versuchen, den Plan zu Ende zu essen. Die Sachen aufzuholen, die ich am Tag nicht geschafft habe. Ich würde es lassen. Schlafen gehen oder die Zeit bei Freunden länger genießen, ohne mit dem Gedanken noch etwas essen zu müssen, früher nach Hause zu gehen. Ich würde es einfach lassen, und mit dem guten Gefühl, auf etwas verzichtet und trotzdem Sport gemacht zu haben, mit einem gebesserten Selbstwertgefühl schlafen gehen.

(...)

Mittwochabend war ich mit Imke bei einer Feier einer Mitstudentin. Ich habe nichts gegessen, aber etwas getrunken, und es lief ganz gut. Es war einfach auch sehr schön, das Gefühl zu haben, ihr durch mein Mitkommen einen Gefallen tun zu können und Interesse an ihrem Studium und ihrem Leben zeigen zu können.

Trotzdem habe ich gemerkt, dass ich mich noch sehr leicht verunsichern lasse, wenn jemand ein wenig komisch zu mir ist, und es mir sehr wichtig ist, den anderen zu gefallen.

Ich habe mir von Mama auch Cola Zero mitgenommen, um ganz unauffällig sein zu können.

Leider fing es aber an dem Tag schon an, dass ich nicht alles gegessen habe und etwas weggelassen habe.

Eigentlich war ich an dem Tag schon sehr verplant. Auf der einen Seite fand ich das gut und wollte auch viel zu tun haben. Auf der anderen Seite hatte ich auch ein schlechtes Gewissen, zu wenig von dem zu schaffen, was ich eigentlich machen müsste, zu wenig zu lernen und aufzuräumen. Ich fühle mich schlecht, werde rastlos, wenn ich zu viel im Haus und zu wenig unterwegs bin. Gleichzeitig sehne ich mich oft danach, mehr Ruhe zu haben und mehr alleine zu sein, weil der Kontakt zu Mitmenschen oftmals noch sehr anstrengend für mich ist. Es ist anstrengend für mich, in die Gesellschaft zu passen, nicht aufzufallen, gut reinzupassen, glücklich, leicht und witzig zu sein.

Ich muss immer das Essen mit einplanen, ohne dadurch aufzufallen, möchte mit Spontanität umgehen können, unkompliziert und angepasst sein, und muss doch alles kontrollieren. Das ist sehr anstrengend für mich, und dann neige ich dazu, mich zurückzuziehen, aber das fördert meine Einsamkeit, meine Angst und das Gefühl, unbrauchbar und nutzlos zu sein. Das eine fördert die Depression und das andere die Überforderung. Es ist sehr schwierig. Ich habe das Gefühl, ich bin sehr schwierig, und das nährt die Unzufriedenheit mit mir selber.

Zum Beispiel hatte ich mich eigentlich mit der Mutter meines besten Freundes zum Malen verabredet. Kurz davor spielte ich dann doch mit dem Gedanken, abzusagen, weil ich mich so müde und antriebslos fühlte und es schwieriger war, das Essen um Termine herum zu planen.

Letztendlich konnte ich es aus schlechtem Gewissen doch nicht tun und bin mit ihr zum Malen gegangen. Einfach weil es schon zu anstrengend war abzusagen.

Ich habe für Mama ein Geburtstagsbild gemalt. Ich war am Ende ganz zufrieden damit, obwohl ich gerne noch ein paar Dinge geändert hätte, dafür aber nicht mehr die Zeit hatte. Es war nicht perfekt, und doch fand ich es okay.

Aber als ich es beendet habe, hatte ich schon wieder Angst, das nächste anzufangen, weil es immer gut werden muss. Aber warum? Warum habe ich Angst, ein neues Bild anzufangen, obwohl ich mit drei Bildern von vier jetzt schon zufrieden war?

Weil ich Angst habe, dass es sonst eine Zeitverschwendung ist. Ich habe Angst, dass ich viel Zeit in die Malerei investiere und am Ende nichts Gutes dabei rauskommt.

Ich weiß leider nicht, woher diese ständige Angst vor Zeitverschwendung kommt.

Seit dem Mittwoch habe ich nach dem Plan leider nicht mehr ganz gegessen. Es war mir wichtiger, die Abende mit Freunden oder Mama genießen zu können, als nach dem Plan zu essen. Ich habe mich darauf eingelassen, dass es mir wichtiger ist, glücklicher zu sein, als zuzunehmen. Zum Beispiel als ich Freitag bei Theo zum Kochen mit ihm und Leonie war, habe ich relativ viel weggelassen. Ich wollte keine Umstände bereiten oder auffallen. Es war mir unangenehm, vor den anderen zu essen.

(…)

Das Training bei meiner alten Hamburger Mannschaft war echt super! Ich habe alles schon wieder richtig mitmachen können. Es tat mir sehr gut und hat mein Körpergefühl mal wieder bestärkt. Oftmals wollte ich automatisch gerne mehr machen, als auf dem Trainingsplan stand oder angesagt wurde, aber da konnte ich mich ganz gut zurückhalten und habe versucht, möglichst nah an dem Plan zu bleiben. Ich denke nur, dass es wichtig ist, zu merken, wie ich wieder dazu neige, immer mehr machen zu müssen.

Zum Schluss musste ich zum Beispiel die zweite Seite einer Kraftübung nach dem Training noch beenden, obwohl das Training schon vorbei war. Ich konnte die eine Übung nicht unbeendet lassen. Dieser Zwang, immer alles zu mindestens 100 Prozent beenden zu müssen, ist sehr einengend.

Am Wochenende sind Mama und ich nach Köln gefahren, um verschiedene Wohnungen und WGs zu besichtigen.

(…)

Ich habe mich nach den Besichtigungen noch mit zwei Mitstudentinnen in der Stadt getroffen. Es war einfach toll, zu spüren, dass sie sich wirklich sehr darüber gefreut haben, dass ich wieder da bin. Das hat sich gut angefühlt.

Auf dem Rückweg haben wir noch eine Nacht in Osnabrück verbracht, und ich habe mich mit Alex und Verena getroffen. Das war sehr toll und entspannend.

Es war auch toll, Alex' Wohnung zu sehen, aber leider war ich dort dann sehr ungeduldig. Wir saßen da und haben über verschiedenes geredet, aber ich hatte schon wieder eine sehr große Unruhe und Rastlosigkeit, obwohl ich bei meinem besten Freund war. Das ist doch sehr schade und irgendwie nicht schön.

Heute war das Mittagessen leider ein reines Fiasko.

Wir waren auf dem Rückweg von Osnabrück und wollten Mittag essen gehen. Weil Mama mal wieder zum Spanier wollte und wir mit mir immer nur Pasta essen gehen konnten, dachte ich, könnte ich es mal mit dem El Pulpo versuchen. Gerade am Abend davor waren wir ja auch beim Italiener, und irgendwie hatte ich langsam ein schlechtes Gewissen.

Ich habe Mama extra noch mal gefragt, ob Paellas viel Öl enthalten, aber sie glaubte nicht, dass es so ist.

Ich hatte auch Hunger, weil es schon Nachmittag war, und Appetit, mal wieder eine Paella zu essen. Ich dachte, ich könnte ja meine Portion Fleisch und Reis ohne Probleme essen.

In der Paella waren sehr, sehr viel Fleisch und Meerestiere und nicht ganz so viel Reis. Der Reis erschien mir aber dafür während des Essens sehr, sehr saftig und ölig. Erst habe ich versucht, die Esslöffel Reis zu zählen, aber weil es mir dann beim Essen schon so ölig vorkam, habe ich nur ganz wenig Fleisch und dafür Muscheln und Garnelen gegessen.

Weil ich aber Hunger hatte und durch mein Essverhalten eh schon aufgefallen bin, wollte ich es weiter versuchen. Ich bin schon aufgefallen, weil ich vorher keine Vorspeise gegessen habe, obwohl Mama für uns beide Tapas bestellt hatte.

Es ging mir während des Essens zunehmend schlechter.

Mama hat das gleich wieder gemerkt und mich gefragt. Ich habe ihr dann auch ehrlich gesagt, dass ich das Gefühl habe, dass das Ganze viel zu viel Fett hatte.

Es wurde immer schlimmer, mir wurde immer schlechter, die Gedanken und der Druck zu spucken immer größer. Als wir zu Hause waren, hat Mama mich in den Arm genommen und gefragt, ob sie mir helfen kann, und ich habe geweint. Ich wusste nicht, wie sie mir helfen sollte, und hätte mir einfach nur gewünscht, dass es nicht so gekommen wäre. Ich war enttäuscht von mir. Enttäuscht davon, dass ich nicht früh genug gemerkt habe, worauf das Ganze hinausläuft, und dann aufgehört habe zu essen. Darüber habe ich mich wirklich sehr geärgert und mich selbst sehr dafür gehasst. Ich habe mich total in die Ecke gedrängt gefühlt. Aus Angst, zu viel Aufmerksamkeit zu erzeugen, habe ich mich nicht getraut, das Essen stehen zu lassen. Es zu essen war aber wirklich schrecklich für mich. Am liebsten hätte ich alles stehen gelassen, wäre nach Hause gefahren und hätte dort etwas Gewohntes gegessen. Jetzt hätte ich am liebsten einfach nur gespuckt, um das Ganze wieder loszuwerden. Den Fehler ausgleichen und dann weitermachen. Ich wusste, dass ich das nicht machen durfte. Es wäre ein Rückfall zu einem Punkt gewesen, den ich nie wieder erreichen wollte.

Zu Hause hat es mir ein bisschen geholfen, vor meinem Bruder so tun zu müssen, als sei alles in Ordnung. So konnte ich nicht einfach zum Übergeben hochgehen.

Stattdessen habe ich versucht, im Internet die Nährwerte herauszufinden. Dabei bin ich von den höchsten im Netz zu findenden Werten ausgegangen – zur Sicherheit, ja nicht zu wenig zu berechnen –, habe diese dann noch aufgefunden und dann gemerkt, dass selbst dann noch einiges vom Plan übrig war. Das Ganze hat mich sehr viel Kraft gekostet und war total anstrengend. Ständig begleitet von der Angst, irgendwo doch zu wenig zu berechnen.

Trotzdem fühlte ich mich hinterher ein wenig besser. Ich hatte das Gefühl, zumindest ein bisschen wieder die Kontrolle zurückerlangt zu haben, und konnte abends noch eine Kleinigkeit essen.

Papa, der momentan zwei Wochen im Trainingslager ist, hat mich gerade noch mal angerufen. Ich habe ihm von den Besichtigungen erzählt. Er hat mir von Teneriffa erzählt. Erst war alles gut.

Eigentlich wollte ich ihm schon von dem Mittagessen und meiner schlechten Stimmung erzählen, aber erst hat er nicht gefragt, und irgendwie ist es mir doch noch unmöglich, ungefragt zu erzählen, wie es mir geht.

Letztendlich sind wir dann doch auf das Mittagessen gekommen. Auch diesmal wollte er mir helfen, indem er versuchte, das Ganze zu relativieren. Mir zu verstehen zu geben, dass das natürlich ärgerlich sei, aber nichts Weltbewegendes.

Dadurch, dass es für mich aber so wichtig und schlimm war und der Vorfall mich wirklich sehr gequält hat, fühlte ich mich nur missverstanden und schämte mich zugleich darüber, immer noch so große Probleme zu haben.

Als er dann wieder von Teneriffa erzählt hat, hat er weiter von vielen jungen Frauen geredet, deren BMI wahrscheinlich zu tief ist und die dennoch Ausdauersport machen. Irgendwie fehlt ihm da vollkommen die Intuition, was für mich hilfreich ist und was nicht. Zwar hat er vorher schon gesagt, dass er sich nicht sicher ist, ob es gut ist, mir das zu erzählen, und dass er das auf keinen Fall richtig findet, aber es ändert leider nichts daran, wie ich so eine Aussage aufnehme.

Es nährt meine Wünsche und mein Verlangen, genau so etwas auch leisten zu können. Ich sehe darin, mit niedrigem Gewicht Großes zu leisten, bei Weitem noch nichts Negatives. Ich kann nicht genau erklären, was ich daran so bewundernswert und erstrebenswert finde, aber ich tue es. Ich kann nur versuchen, mir die rationalen Nachteile vorzuhalten, und versuchen, die Genugtuung, etwas leisten zu können, anders zu erlangen.

Aus Angst davor, dass er dann ein schlechtes Gewissen haben und es ihm dadurch schlecht gehen könnte, konnte ich ihm leider nicht sagen, wie verletzend solche Aussagen für mich sind.

Obwohl mich solche Aussagen so sehr verletzen, ist es nicht so, dass ich danach sauer auf die Menschen bin oder sie dafür verurteile. Ich sehe, dass dieselbe Aussage gegenüber einem gesunden Menschen keinerlei Auswirkung gehabt hätte, und verurteile mich für meine Sensibilität und Empfindlichkeit, die bei anderen oftmals nur Unsicherheit und Trauer zu verursachen scheint.

Er hat versucht, mich ein bisschen zu beruhigen, mir zu sagen, dass es immer mal wieder Rückfälle und Schwierigkeiten gibt und es grundsätzlich aber bergaufgeht. In der Klinik hat mir dieser Optimismus oftmals sehr geholfen. Jetzt leider nicht. Jetzt wollte ich, dass jemand erkennt, wie schlecht es mir geht, und mir zeigt, dass das auch in Ordnung ist.

Ich habe am Ende des Telefonats schon sehr geweint, es aber noch versucht zu verbergen. Ich denke nicht, dass es mir sehr gut gelungen ist, dass Papa aber auch nicht wirklich wusste, wie er mir von Teneriffa aus helfen sollte, und sehr hilflos war.

Nach dem Telefonat ging es mir sehr schlecht. Ich habe sehr viel geweint, fühlte mich sehr verlassen, alleine, war enttäuscht von meiner Labilität und sah keinen direkten Ausweg.

Besonders als Papa noch mal meinte, ab morgen würde es doch sicher wieder gut laufen, fühlte ich mich sehr schuldig und schlecht. Mir wurde abermals bewusst, dass es eigentlich die gesamte Woche nicht besonders gut gelaufen ist und ich seit Dienstag eigentlich kontinuierlich ein bisschen was weggelassen habe und ungenau war. Das hat mich abermals sehr enttäuscht, den Selbsthass und die Verzweiflung geschürt und Angst vor der Hoffnungslosigkeit erzeugt.

Ich konnte mich erinnern, heute Morgen noch recht zufrieden gewesen zu sein, und die SMS einer Freundin, ich scheine glücklich zu sein, nicht negativ gewertet zu haben. Ich konnte dieses Kompliment heute Vormittag annehmen und hatte nicht das Gefühl, Glück nicht verdient zu haben und unglücklich sein zu müssen. Aber dieses Gefühl der Zufriedenheit schien mir so unendlich weit weg und unerreichbar zu sein, obwohl es nur wenige Stunden entfernt lag. Innerhalb eines Tages, im Prinzip innerhalb weniger Stunden, kann meine Stimmung schlagartig kippen, und das ist sehr anstrengend und wirkt willkürlich. Wegen der Hoffnungslosigkeit malte ich mir, zwar nur kurz, aber dennoch beängstigend aus, was passieren würde, wenn ich es nicht schaffen würde.

Ich überlegte, wie es sein würde, wieder zurück in die Klinik zu müssen. Würde mir ein weiterer Klinikaufenthalt helfen oder wäre es einfach nur eine Wiederholung? Ein weiterer Durchlauf des Ganzen, an dessen Ende ich wieder scheitern würde?

Gleichzeitig erschloss sich mir, dass dies bedeuten würde, mein Studium erneut zu unterbrechen. Oft bin ich gefragt worden, ob es wirklich richtig für mich sei, Medizin zu studieren. Auch ich frage mich manchmal, warum das für mich so klar zu sein schien. Es scheint mir momentan die einzige Perspektive in langer Sicht zu sein, für die sich der ganze Aufwand der Genesung und des Studiums lohnt.

Der Selbsthass und der Druck stiegen an diesem Abend noch stark an. Der Druck, mich selber zu verletzen, wuchs mit der Verzweiflung, aber auch diesmal konnte ich mich zum Glück mal wieder beherrschen.

Ich habe überlegt, wen ich anrufen könnte. Theo, Imke, Leonie, Alex, Marie, Mama? Keiner erschien mir passend. Ich hätte sehr gerne mit jemandem gesprochen, wäre gerne nicht so allein gewesen und hätte meinen Gedanken sehr gerne freien Lauf gelassen, aber mal wieder hatte ich zu große Angst vor den Reaktionen der anderen. Vor ihrer Erkenntnis meiner Lage und was ich damit auslösen würde. Ich hatte große Angst vor Unverständnis, Verurteilung, aber vor allem vor der Besorgnis und Belastung der anderen.

Daher habe ich mit niemandem gesprochen.

Ich habe geschrieben, und das tat gut. Mama hat kurz angerufen. Sie war sehr verweint und unglücklich über meine Verfassung. Ich hätte sie gern getröstet, aber mir fehlte selber die Kraft.

Ich war froh über ihre Anteilnahme, spürte ihr Mitgefühl und fühlte mich ein wenig aufgehoben. Dennoch konnte sie mir nicht direkt helfen, und ich hätte ihr das Leid nur zu gerne erspart.

Jetzt bin ich sehr erschöpft.

Nachdem ich weinend und erschöpft eingeschlafen bin, überkamen mich beim Aufwachen direkt alle Gefühle des Vortags erneut. Etwas gedämpft, aber doch real.

So nahm ich auch den restlichen Tag sehr gedämpft wahr. Wie ein Schutz vor weiteren Gefühlsstrudeln, aber dadurch auch sehr schwer erreichbar.

Das Wiegen hat große Unsicherheiten ausgelöst. Obwohl ich den Plan nicht ordentlich eingehalten habe, habe ich 800 Gramm zugenommen. Eigentlich weiß ich, dass eine Zunahme von 800 Gramm nichts Besonderes ist und absolut im Rahmen liegt, trotzdem war ich verunsichert, weil es mal wieder nicht meinem Gefühl entsprochen hat. Die beiden Wochen zuvor, in denen ich den Plan durchgehalten habe, habe ich jeweils ein paar 100 Gramm abgenommen, und nun habe ich zugenommen. Ich habe immer mal wieder darüber nachgedacht, und es hat mich eigentlich eher dazu angespornt, nach dem Plan wieder ganz zu essen, obwohl ich auf der anderen Seite immer denke, dass die Zunahme wohl doch zu gering war, als für den Hungerstoffwechsel zu sprechen.

Es erstaunt mich immer wieder, wie andere Menschen ohne eine direkte Aufgabe oder Arbeit zufrieden sein können und einfach ohne naheliegende Ziele von einem Tag zum nächsten leben können und es sich dabei auch noch gut gehen lassen.

Es fällt mir schwer zu verstehen, wie viele Menschen so sorglos und zufrieden erscheinen können, während mich täglich so viele elementare Gedanken beschäftigen.

Es ist keineswegs so, dass ich es erstaunt verurteile, sondern vielmehr so, dass ich es erstaunt beneide. Sehr gerne würde ich mich so auch zufriedengeben und die Tage so nehmen können, wie sie kommen.

Dieser ständige Drang nach Erfüllung, Stolz, Leistung und Genugtuung, diese ständige Unzufriedenheit und das ständige Ankämpfen gegen dieses Gefühl sind sehr ermüdend.

Am Dienstag waren Karla und Imke bei mir, was sehr nett war. Erst wollte ich vor meinem Termin bei Prof. Schulte-Markwort noch allein essen. Als ich aber ankündigte, jetzt noch etwas essen zu müssen, und keiner der beiden den Anschein machte, gehen zu wollen, habe ich mir mein Mittagessen gemacht und allein vor den beiden gegessen.

Eigentlich hat es ganz gut geklappt. Dadurch dass ich mich mit den beiden die ganze Zeit weiter unterhalten habe und nicht wollte, dass mein Essen im Mittelpunkt steht, habe ich eher schnell gegessen, um es hinter mich zu bringen. Obwohl ich so das Gefühl hatte, den Geschmack nicht richtig wahrnehmen zu können, war es okay.

Am Nachmittag war ich dann bei Prof. Schulte-Markwort. Ich habe gleich gestanden, dass der Plan die Woche darauf nicht gut funktioniert hat. Die gemeinsame Zeit mit Freunden war mir einfach wichtiger als das Einhalten des Plans, sodass ich oftmals abends einfach den Rest weggelassen habe, wenn dann kein anderer mehr etwas gegessen hat und ich aber auch nicht früher nach Hause wollte.

Außerdem habe ich ihm auch noch mal meine Probleme in der Tagesstrukturierung geschildert. (…)

Ich sehe einen Zusammenhang zwischen meinem Leistungsdrang, meinem Selbstbewusstsein und meiner Unzufriedenheit momentan. In Bezug auf mich stellt sich mir immer wieder die Frage: Wenn nicht Leistung, was dann? Wofür mögen mich die Menschen? Was ist liebenswert an mir, was nichts mit Leistung zu tun hat?

(…)

Irgendwie kann ich mich nicht wirklich selber beurteilen. Beurteile ich mich negativ, so ist mein Selbstwertgefühl hinterher deswegen schlecht, wage ich es für einen kurzen Moment, mich in einem Aspekt positiv zu beurteilen, so verbiete ich mir dies im nächsten meist sofort.

Abends waren Theo, Suhela und Leonie bei mir zum Kochen. Das hat eigentlich gut geklappt. Suhela hat einmal gesagt, dass ich nun wirklich schon sehr viel besser aussehe und sie ein bisschen erleichtert war, als sie mich gesehen hat. Das war natürlich mal wieder schwierig, wobei es nicht ganz so doll wehgetan hat.

Mehr wehgetan hat mir Theos Frage, wie ich die Salatsauce gemacht hätte, weil er vermutet hat, dass ich sie ohne Öl gemacht habe. Das hat mich sehr verletzt, wahrscheinlich weil ich mich dann schuldig fühle, dass ich es getan habe. Dass ich Öl verwendet habe, obwohl jemand erwartet hat, dass ich es nicht tue.

Das ist das Schwierige an der ganzen Sache. Oftmals fühle ich mich nicht stolz nach oder bei dem Essen, sondern oftmals noch sehr schuldig.

Ich wünschte, ich könnte wenigstens stolz sein auf die Anstrengungen, die ich habe.

Abends habe ich noch einen Anruf von der WG bekommen. Sie wollen mich als neue Mitbewohnerin.

Vorher habe ich ja schon ganz klar gesagt, dass ich die Wohnung nehmen werde, wenn sie mich wollen, dass das dann ein Wink des Schicksals ist, dass ich es versuchen soll. Zu positiv wollte ich sie schließlich vorher auch nicht sehen, damit die Enttäuschung später nicht allzu groß ist, falls es nicht klappt.

In dem Moment, als sie mir zusagten, habe ich ihr sofort

gesagt, dass ich mich sehr darüber freue. Ich habe ihr gesagt, wie froh ich darüber bin und dass mir da ein großer Stein vom Herzen fällt. In Wirklichkeit türmte sich jedoch mit dem Fall des einen Steins sofort der nächste auf. Während ich ihr meine Freude zum Ausdruck brachte, wuchs in mir die Angst vor dieser im Prinzip schon getroffenen Entscheidung und ihren Konsequenzen immer mehr. Die Angst vor dem Unbekannten, die Angst vor einer erneuten Fehlentscheidung und vor allem die Angst davor, ihren Ansprüchen mir gegenüber und Vorstellungen von mir nicht gerecht zu werden.

Nach einem kurzen Sackenlassen habe ich auch allen möglichen Leuten gleich Bescheid gesagt, um wie zur Bestätigung ihre Freunde zu empfangen.

Es hat mich natürlich schon wieder sehr geärgert und enttäuscht, dass ich gleich schon wieder Angst und Unsicherheit verspürt habe, statt reine Freude. Mal wieder das Gefühl zu versagen.

Über Nacht habe ich jedoch darüber nachgedacht, und mit der Zeit habe ich meine Angst besser durchschaut und die Situation besser einschätzen können.

Es gibt nun mal nur die beiden Möglichkeiten einer fremden WG und alleine zu wohnen. Vor beiden Möglichkeiten habe ich genau gleich viel Angst. Angst zu versagen, es nicht hinzubekommen und zu scheitern. Diese Angst habe ich aber unabhängig von der Entscheidung. Schließlich gibt es keine sichere Variante.

Aber in der WG habe ich einfach den ganz entscheidenden Vorteil, dass komplett alles vorhanden ist, ich mich um keinerlei Inneneinrichtung, Reparaturen und sonstige Anschaffungen kümmern muss. Das nimmt mir so extrem viel Arbeit ab, das ist echt enorm. Mittlerweile kann ich mich auch wirklich darauf freuen, einfach nur meine Möbel und meine Sachen zu nehmen und direkt dort einzuziehen. Die Voraussetzungen stimmen auf jeden Fall, und den Rest kann ich nun mal erst in der Zukunft erfahren.

Mittwoch waren Mama und ich den ganzen Tag im Meridian. Das war sehr schön entspannend. Ich fühlte mich zwar nicht wohl in dem Körper, habe mich aber auch nicht übermäßig geschämt, ihn zu zeigen.

Ich habe die Körper anderer Frauen aber sehr genau beobachtet und versucht, mit meinem zu vergleichen. Der Anblick dünner Frauen tat mir sogleich weh, aber leider noch keineswegs aus Mitleid, sondern aus Neid.

Warum dürfen die so dünn sein und ich nicht? Warum dürfen die alle das Gefühl haben, auf ihren Körper zu achten, und ich nicht?

Ich hätte dann oftmals gerne einen vollkommen realistischen Blick darüber, wie dünn ihr Körper wirklich im Vergleich zu meinem ist. Natürlich habe ich auch den großen Wunsch, dass ich einmal nur noch Mitleid mit zu dünnen Frauen verspüre und eine große Erleichterung, geheilt zu sein, aber diese Idee ist momentan noch so unrealistisch, dass ich sie mir noch nicht vorstellen kann.

Ich konnte den Tag über wirklich sehr gut entspannen, besonders weil sich meine wahre Angst vor der WG-Entscheidung ein bisschen gelüftet hat.

Morgen geht es los auf die Skireise einer Schule, die ich als Skilehrerin bereits seit einigen Jahren begleite. Ich habe große Angst vor dem Essen auf der Reise, vor allem vor dem üppigen Abendessen, vor den Erwartungen derjenigen, die um meine Situation wissen, vor meiner doch noch sehr labilen Psyche und somit vor der Macht der Schüler auf mein Selbstwertgefühl.

Skireise

10.02. bis 18.02.

Heute geht es los auf die Skireise. Ich bin nervös und ängstlich, frage mich manchmal, ob es die richtige Entscheidung war, und versuche aber, meine Angst durch die Vorfreude aufs Skifahren zu verdrängen. Ob das gut ist, weiß ich nicht, aber momentan auf jeden Fall einfacher.

Dort angekommen, fühlte ich mich erst mal sehr, sehr unsicher. Wie ich bei den Schülern ankomme, wie sie mich finden und wie viel Respekt, Achtung, aber gleichzeitig auch Sympathie sie vor und für mich haben, ist mir irgendwie sehr wichtig. Das verunsichert mich in meinem Auftreten und Handeln aber oftmals sehr.

Die Fahrt war ganz in Ordnung, wobei das mit dem Essen durch die Fahrt an dem Tag nicht so gut geklappt hat.

Aber auch auf der Fahrt habe ich mal wieder gemerkt, wie unsicher ich in so einem Umfeld in meinem Verhalten bin. Ich habe Angst, aufzufallen und Unannehmlichkeiten zu verursachen.

Ich soll die ersten Tage die Anfänger alleine übernehmen. Ich habe große Angst vor der Macht der Jugendlichen über mein Selbstbewusstsein. Die Balance zwischen Respekt, Anerkennung und Sympathie bei den Jugendlichen zu erreichen finde ich sehr schwierig, besonders momentan, wo ich so schnell zu verunsichern bin.

Im Laufe der Woche ging es mir wirklich von Tag zu Tag

besser. Besonders das Skifahren war einfach ein sehr guter Ausgleich, eine Möglichkeit, mich abzulenken, mich auf etwas zu konzentrieren, was ich kann und wobei ich mich sicher fühle.

Zu Beginn war es noch so, dass ich sehr unsicher war. Unsicher in meinem Auftreten, unsicher, was die Jugendlichen wohl von mir halten würden. Ich hatte Angst vor Ablehnung und den Konsequenzen dieser Ablehnung für mich.

Auch am ersten Tag beim Anfängerunterricht mit zwölf 13- bis 16-jährigen Jugendlichen, war ich mir doch noch etwas unsicher, ob ich dieser Aufgabe gewachsen sei. Mein großes Ziel war, die Gruppe bei Laune zu halten, ihnen das Skifahren trotz anfänglicher Schwierigkeiten und vor allem trotz der Anstrengungen reizvoll präsentieren zu können. Ich nahm die Möglichkeit der Verweigerung ihrerseits, das Aufgeben und den Motivationsverlust der Gruppe als eine Bedrohung meiner Selbstsicherheit wahr.

Hätte die Gruppe, oder auch ein Teil der Gruppe, die Motivation am Skifahren und somit die Bereitschaft mitzumachen verweigert, hätten sie meine Ideen und Übungen boykottiert, wäre ich in meiner Selbstsicherheit sehr erschüttert gewesen.

Aber das ist zum Glück nicht passiert, und ich konnte das zum Glück auch gut erkennen, sodass ich darüber sehr froh und erleichtert war. Dadurch wurde ich innerhalb der ersten zwei Tage auch sehr viel entspannter und fühlte mich sicherer.

Es fällt mir weiterhin nicht leicht, rein autoritär den Aufgaben einer Aufsichtsperson nachzugehen, weil ich so nicht auftreten und erscheinen will.

Viel lieber ist mir eine harmonische Atmosphäre, in der die Jugendlichen mich respektieren, mir vertrauen und mich achten und daher meine Ratschläge und Anweisungen annehmen.

Zum Glück hat das die Woche dann auch sehr gut geklappt, sodass ich mich in meiner Rolle zurechtgefunden habe und dadurch Sicherheit gewonnen habe.

Die Anerkennung und das Vertrauen Einzelner taten mir gut.

Relativ schnell habe ich bemerkt, dass die dritte Betreuerin nicht, wie ich annahm, über meinen Klinikaufenthalt Bescheid wusste. Weil ich zuvor damit gerechnet hatte, wollte ich ihr am ersten Tag eigentlich davon erzählen. Einfach, weil es für mich ständig so präsent und wichtig war und ich so das Gefühl hatte, unehrlich zu sein. Weil ich aber eigentlich eben nicht denke, dass ich meinen Klinikaufenthalt vor jedem ausbreiten muss, besonders weil es nun mal keine löbliche Tatsache ist.

Also entschied ich, in keinem Fall unehrlich zu sein und ihr davon zu berichten, sobald zum Beispiel mein letztes Semester oder meine Tätigkeiten im letzten halben Jahr thematisiert werden würden. Da dies jedoch nicht passiert ist, kam es mit ihr auch nie zur Sprache, und nach einigen Tagen habe ich dann auch gemerkt, dass es mir so eigentlich lieber war.

Je sicherer ich mich fühlte, desto mehr Angst hatte ich davor, was die Thematisierung meiner Essstörung verändern könnte. Besonders, weil es mir besser ging, hatte ich Angst, dass es mich zu sehr verunsichern und hemmen würde, wenn derjenige mit der Information nicht umzugehen wüsste.

Auch bezüglich des Essens wurde ich über die Woche zumindest im Essverhalten ein wenig sicherer.

Zu Beginn war ich noch sehr gehemmt, vor den anderen Betreuern zu essen, besonders weil ich ja annahm, dass alle drei Bescheid wussten.

Besonders durch das Skifahren wurde es dann jedoch leichter, weil ich einfach Hunger bekam. Am ersten Tag habe ich mir das Frühstück angesehen, bin eigentlich ganz ruhig geblieben und habe mir dann einfach ausgesucht, wie viel von meinem eigentlichen Frühstück ich essen konnte, habe das Frühstück in den ersten zwei Tagen noch leicht verändert und hatte dann aber schon mal immer genau das Gleiche, mit dem ich in den Tag starten konnte. Ein identischer Start in den Tag gab mir Sicherheit.

Zwei Mal am Tag eine warme Portion zu essen ging eigentlich auch ganz gut, besonders weil ich eben mittags auch wirklich Hunger vom Skifahren hatte und alle anderen sich eben auch mindestens eine Portion bestellt haben.

Ich habe mich eher daran gehalten, was ich ganz genau einzuschätzen weiß, 2 x 3/4 Pizza und sonst immer Germknödel. Zwischendurch kam dann schon mal von jemandem ein Kommentar, ob ich wieder Germknödel essen würde, was mir am vierten Tag dann aber eigentlich auch schon egal war, weil er mir eben auch einfach sehr gut schmeckte.

Abends gab es dann immer noch mal ein warmes Essen von der Unterkunft meist mit Pasta als Vorspeise, einem Hauptgang und manchmal sogar noch einem Nachtisch. Davor hatte ich vorher sehr große Angst.

Auch dadurch hat es leider nur sehr bedingt mit den Riegeln zwischendurch geklappt. Ich war einfach so sehr gehemmt, zwischendurch etwas zu essen, weil die Angst vor dem Abendessen und die Ungewissheit, was noch kommen würde, einfach zu groß waren.

Teilweise kam ich dabei jedoch auch sehr in einen innerlichen Konflikt. Auf der einen Seite wollte ich jeden kleinen Appetit ausnutzen, um den Plan besser erfüllen zu können, aber auf der anderen Seite kam sofort der Gedanke, den Riegel aufzusparen und ihn jetzt nicht »unnötig« zu essen, wo doch eventuell sogar noch etwas Unverhofftes dazukam. Leider konnte ich meine Einstellung auch nicht wirklich ändern, obwohl ich die Tage zuvor schon die Erfahrung gemacht habe, dass ich nie ganz auf meinen Plan kam. Die fehlenden Kohlenhydrate versuchte ich meist durch Getränke abzudecken.

Das Einschätzen des Abendessens war nicht immer sehr leicht. Es klappte ganz gut, dass ich mir immer nur eine kleine Portion der Pasta-Vorspeise genommen habe, sodass ich das in circa ein Kohlenhydrat umrechnen konnte. Die Hauptportion habe ich meist in eine Mittagsportion umgerechnet und habe die Portion, denke ich, etwas knapp genommen, weil ich Angst hatte, mich doch noch zu verrechnen, und in keinem Fall mehr als der Rest der Leute nehmen wollte. Da ich mir aber nicht nachnehmen wollte, wie es der Rest getan hat, war es letztendlich dann wohl doch immer weniger.

Aus Unsicherheit habe ich mir dann eben immer einen Puffer nach dem Abendessen gelassen, sodass mein Gewissen etwas beruhigt war, falls ich Fehler gemacht haben sollte. Obwohl ich wusste, grundsätzlich immer eher großzügig gerechnet zu haben, hatte ich einfach immer Angst, etwas vergessen und zu niedrig berechnet zu haben, sodass der Puffer mir Sicherheit gab.

Auf der Rückreise war das Einhalten des Plans dann ein reines Desaster. Da ich aber wirklich nicht anders handeln konnte, habe ich mir dann noch nicht mal allzu große Vorwürfe gemacht, sondern einfach versucht, den Tag diesbezüglich unter den Tisch fallen zu lassen. Wir machten einmal an einer Raststätte halt, bei der ich mir zum Glück ein Brötchen schmieren konnte, und sonst nur bei Mc Donald's. Während alle anderen dort dann ihre Menüs bestellen, ist mir dies schlichtweg unmöglich. Zum großen Teil auch, weil mir das meiste einfach überhaupt nicht schmeckt und mir der Fettanteil und die kcal dadurch als reine Verschwendung erscheinen. Am Tag zuvor habe ich mich bezüglich der Nährwertangaben schon im Internet informiert, um mich orientieren zu können.

Ohne Probleme hätte ich sehr unauffällig hier meinen Plan mit einem Menü abdecken können, aber das war mir einfach unmöglich und zuwider. Schnell habe ich wieder gemerkt, dass ich am liebsten das nehmen würde, was am wenigsten hat. Dann konnte ich mich aber noch besinnen und überlegen, dass doch etwas, was ein wenig mehr abdeckt, doch sinnvoller wäre, wenn ich bedenke, wie weit ich vom Einhalten des Plans an dem Tag entfernt war.

Ein Kompromiss war dann ein Wrap, der zum Glück sogar geschmeckt hat, mich sehr gesättigt hat und zumindest vier Einheiten abdecken konnte. Irgendwie war ich danach auch sehr glücklich, die richtige Entscheidung getroffen zu haben, indem ich mich nicht überfordert habe, aber der Essstörung jedoch nicht ganz nachgegeben habe.

Im Allgemeinen war ich sehr froh, die Reise gemacht zu haben, obwohl nicht alles nach Plan lief.

Wieder zu Hause

19.02. bis 24.02.

Ich habe auf der Skireise 1,3 Kilo verloren, den Plan nicht ganz einhalten können, obwohl sogar ausgemacht war, etwas mehr zu essen, und trotzdem viele positive Erfahrungen gemacht.

Dass ich auf so einer Gemeinschaftsreise mitmachen konnte, ohne groß aufzufallen, dass ich wieder Hunger spüren konnte und es mir geschmeckt hat, sind sehr große Erfolge.

Dass ich oftmals Fette aufheben wollte, jeden Tag Angst hatte, zu viel zu essen, und mir immer wieder einen Puffer gelassen habe und an Gewicht verloren habe, zeigt mir, dass ich mich noch weiter an den Plan halten muss und noch nicht frei essen kann.

Nun ist es schwierig mit den gemachten Erfahrungen umzugehen. Da es mir momentan eigentlich ganz gut geht, habe ich Angst, zu streng mit mir zu sein, meine Fehler zu hart zu verurteilen und so womöglich die Selbstverachtung zu groß werden zu lassen.

Auf der anderen Seite habe ich Angst davor, die Tatsache der Abnahme zu sehr unter den Tisch fallen zu lassen. Nicht aufmerksam genug gegenüber der Gefahr eines möglichen Rückfalls zu sein. Denn eigentlich könnte ich es ja auch so sehen, dass so alles gut lief. Ich habe gegessen, es hat mir geschmeckt, ich hatte Hunger, ich konnte Sport machen, es ging mir gut und zudem, ja zudem habe ich auch noch nicht zugenommen, sondern sogar noch abgenommen und mein Körpergefühl damit etwas erleichtert.

Ich musste nicht verzichten, weil ich nach Hunger gegessen habe. Konnte vieles ausprobieren und habe mich aber auch nicht zum Essen überreden lassen.

Es scheint fast so, als hätte ich den so oft gesuchten Mittelweg – ein bisschen essgestört zu sein – gefunden. Nicht vollkommen zu verzichten, sich aber mit dem Essen auch nicht zu überanstrengen. Nicht so streng und damit etwas entspannter und leichter zu sein. Nicht so viel von mir selber zu verlangen.

Nur merke ich leider gleichzeitig, wie dann der Druck zu immer mehr Reduzierung sofort wieder wächst. Der Druck, bloß nicht mehr zu brauchen, nicht mehr zu essen als am Tag zuvor. Dadurch wird jedes Hungergefühl sofort wieder hinterfragt. Wenn ich keinen Plan habe, den ich so oder so erreichen muss, sehe ich keinen Hunger mehr als eine Chance auf zwangloseres Essen, sondern wieder als bedrohliches Empfinden, welches mich fehlleiten könnte und immer kritisch zu hinterfragen ist.

Die Einsicht, dass beides, die absolute Härte und Verachtung meinen Fehlern gegenüber genauso wie die Nachsicht und Akzeptanz der Fehler, zur Gefahr werden kann, wirft unweigerlich die Frage nach der richtigen Balance zwischen beidem auf.

Hier draußen außerhalb der Klinik muss ich plötzlich die Rolle der Aufsicht übernehmen. Ich muss entscheiden, was ich mir selber verzeihen kann und woraus ich Konsequenzen zu ziehen habe. Ich muss mein kritischster und strengster Beobachter sein und soll dabei auch noch lernen, mich wieder selber zu lieben.

Wie soll man die Waage zwischen Fürsorge und Disziplin halten? Wie soll ich gut zu mir selber sein, auf mich achten, mich liebevoll behandeln und gleichzeitig meine strengster Wächter voller Härte und Unerbittlichkeit sein?

Gleich zu Beginn der Woche hatte ich mit Imke ein Gespräch, das mich aufmerken ließ. Zum einen habe ich Imke davon berichtet, welche Sorgen ich mir im Voraus über mein Essverhalten auf der Skireise gemacht habe. In dem Zusammenhang meinte sie, dass das Ganze wahrscheinlich Fremden gar nicht so auffallen würde, besonders, weil man mir meine Krankheit jetzt ja nicht mehr so sehr ansehe. Im ersten Moment war ich sofort alarmiert. Was bedeutete das, dass man mir die Krankheit nicht mehr ansah?

Doch im nächsten Moment spürte ich sofort den Wunsch nach Normalität und einem Leben ohne die Krankheit. Die Erkenntnis, dass es okay war, wenn man mir die Krankheit nicht mehr ansah.

Einen Tag später traf ich Imke wieder. Im Gespräch schubste sie mich leicht an der Schulter mit den Worten: »Endlich darf man dich auch wieder bisschen anstoßen, ohne direkt Angst zu haben, dass du umfällst.« Auch hier merkte ich das erste Mal eine Erleichterung, dass die Menschen begannen, wieder normal mit mir umzugehen, statt vorsichtig um mich herumzuschleichen.

Am Dienstag hatte ich wieder meinen Termin bei Prof. Schulte-Markwort und freute mich vorher wirklich darauf, hier Hilfe zu bekommen, einen Teil der Verantwortung teilen zu können. Bezüglich des Essens in Gesellschaft und meiner Flexibilität habe ich wirklich große Fortschritte gemacht. Gleichzeitig habe ich aber 1,3 Kilo in der Woche verloren.

Trotz anfänglicher Schwierigkeiten war ich im Nachhinein froh darüber, mitgefahren zu sein, und habe auch wahrgenommen, dass sich mein Körpergefühl zwischendurch verbessert hat. Aber durfte ich mich über ein besseres Körpergefühl bei sinkendem Gewicht freuen? Ich bin mir sicher, dass mein besseres Körpergefühl auch mit dem Skifahren, der Bewegung in den Bergen, dem Gefühl, den Körper für etwas brauchen zu können, zusammenhängt. Aber vielleicht doch auch ein wenig mit dem Gewicht?

Die Fragen bezüglich der Notwendigkeit des Plans und der Konsequenzen einer lockereren, entspannteren Handhabung des Ganzen kreisen unaufhörlich weiter in meinem Kopf. Die Verlockung dazu ist groß.

Nach der Sitzung mit Prof. Dr. Schulte-Markwort versuche ich einige Erkenntnisse festzuhalten:

Der Puffer, den ich mir die gesamte letzte Woche täglich gelassen habe, war nie zu klein, sondern immer zu groß.

Meine tägliche Angst, mir für den Abend nicht genug aufsparen zu können, war täglich unbegründet.

Ich habe so viele automatische Schutzmechanismen in mir, dass ich mich darauf verlassen kann, nicht zu viel zu essen.

Selbst wenn ich es mir jetzt so klarmache und die Erfahrung mich zu diesen Erkenntnissen gebracht hat, ist die Angst dennoch weiterhin real und die Hoffnung darauf, im nächsten Urlaub etwas an dem Verhalten ändern zu können, deshalb relativ gering.

Obwohl ich selber ganz genau weiß, dass ein Germknödel von den kcal und vom Fettgehalt her genau einem Mittagessen in der Klinik entspricht, stören mich die Kommentare und Gedanken der anderen dazu sehr. Ich möchte nicht, dass sie mein Essen für ungesund, viel oder »dick machend« halten. Selbst wenn ich ihnen dabei zusehe, wie sie unwissentlich weitaus mehr Kalorien zu sich nehmen und ich mir sicher bin, das Richtige zu tun, ärgern mich ihre Unwissenheit und Fehleinschätzung.

Auch wenn ich, besonders wegen meiner Beeinflussbarkeit, immer noch viele Ängste bezüglich des kommenden Skiurlaubs habe, freue ich mich auf die Woche.

Skifahren in Ischgl

25.02. bis 06.03.

Am ersten Abend in Ischgl waren wir beim Essen. Typischerweise war der Anreisetag mit wenig Bewegung, aber auch wenigen Möglichkeiten zu essen schwierig für mich. Ich habe schnell gemerkt, dass ich mich beim Essen sehr an den anderen orientiere und nur esse, wenn sie es auch tun.

Das Problem ist, dass ich noch nicht so spontan und flexibel bin und somit Zwischenmahlzeiten, die ohne viel Aufwand oder Ankündigung zwischendurch gesnackt werden, schlichtweg verpasse.

Ich bin leider immer noch darauf angewiesen, meine Mahlzeiten vorher genau zu planen. Bis ich mir überlegt habe, was ich nun essen könnte, den inneren Kampf zwischen dem Wunsch nach möglichst wenigen Kalorien und der Pflicht, meinen Plan abzuarbeiten, gefochten habe, ist die Situation, in der die anderen gegessen haben, schon wieder vorbei und die Chance, etwas vom Plan zu schaffen, somit vorbei.

Kompliziert und zeitaufwendig, aber trotzdem schwer zu durchbrechen.

Auf dem Heimweg vom Restaurant versuchten wir eine Abkürzung zum Hotel zu nehmen, die in einer nächtlichen Waldwanderung durch den Schnee über einen Autotunnel führte. Dabei hatten wir alle sehr viel Spaß, und ich merkte, wie entspannt und sorgenlos ich bezüglich dieses Experiments war. Weder die Kälte noch der Umweg machten mir etwas aus, während ich im Sommer wahrscheinlich noch einfach nur erschöpft und durchgefroren gewesen wäre und mich auf jeden Schritt hätte konzentrieren müssen.

Ich merke immer wieder, dass ich richtig nach solchen Momenten der Einsicht, der Entdeckung neuer Möglichkeiten und Vorteile der Genesung suche. Ich möchte möglichst viele solcher Momente und Eindrücke gewinnen, die mir die Kraft geben, diesen Weg weiterzugehen, und die mir den Sinn dieser dauerhaften Anstrengung vor Augen führen. Einen Sinn, der mir gleichzeitig Hoffnung auf Besserung gibt und mich so weiterkämpfen lässt.

Schon in den ersten Tagen merkte ich, dass ich meinen Plan nicht einhalten konnte. Dass ich die Abmachung, 3500 kcal täglich zu essen, weit verfehlen würde und es kaum besser lief als auf der letzten Skireise.

Obwohl ich sagen muss, dass meine Berechnungen auf dieser Reise doch sehr viel ehrlicher und genauer waren, da wir meistens zu Hause gekocht haben und ich so die Möglichkeit hatte, vieles abzuwiegen und weniger Puffer mit aufzurechnen.

Der innere Kampf zwischen dem Gefühl, schon wieder zu versagen, der daraus wachsenden Selbstverachtung, der Angst vor der Enttäuschung anderer und dem Versuch, mich vor mir selbst zu rechtfertigen, Entschuldigungen zu finden und der trotz allem vorherrschenden Angst vor eklatanten Zunahmen war unglaublich nervenaufreibend und energieraubend. Die Gedanken besetzten meinen Kopf so sehr, dass ich sie zwei Tage selbst beim Skifahren nicht verdrängen konnte.

Hinzu kam, dass ich innerhalb der einen Woche, in der ich zwischen den Reisen zu Hause war, 2 Kilo zugenommen habe.

Wenn sich dieses Gefühl des Versagens und der Selbstverachtung immer mehr ausbreitet, ist es umso schwerer, den Plan weiter einzuhalten. Das Gefühl, das Essen und Belohnungen oder Pausen nicht verdient zu haben, und somit auch der Bewegungsdrang wachsen. Es wird immer schwieriger, sich gegen das Verlangen nach Rückzug und Zuflucht in das Gewohnte zu wehren.

Während dieser ersten Tage war auch meine Stimmung sehr schlecht, die Gedanken kreisten um das Essen und mein Versagen, und ich hatte den Kopf nicht frei für die schönen und befreienden Aspekte des Skifahrens.

Dadurch war ich sehr traurig und hatte erneut das Gefühl, im Glücklichsein zu versagen, obwohl ich doch mit so guten Freunden im Skiurlaub war und eigentlich alles schön sein sollte.

Nach einem Gespräch mit meinem besten Freund über meine Gefühlslage ging es von der Stimmung her jedoch bergauf. Zum einen einfach, weil ich mich mit meinen Sorgen nicht mehr so alleine fühlte, und zum anderen, weil er und auch der andere Freund sehr viel fürsorglicher waren, wodurch ich mich einfach besser aufgehoben fühlte.

Trotzdem habe ich es leider auch weiterhin nicht geschafft, den Plan zu erfüllen. Ich konnte von da an aber besser damit leben und somit auch den ganzen Urlaub besser genießen. Ich habe mein Versagen irgendwie resignierend angenommen.

Im Ganzen waren der Urlaub und das Skifahren, wenn auch anstrengend, sehr schön und die Zeit mit Alex' Bruder und Vater, und vor allem mit Alex und Johannes sehr bereichernd. Ich habe mal wieder gemerkt, welch wunderbare und tolle

Menschen ich in meinem Leben habe, was nur unweigerlich wieder zu der Frage führt, warum es mir so schwerfällt, es einfach zu genießen, und warum ich alles so verkomplizieren muss.

Als ich schließlich zu Hause war, hat Johannes mich noch mal angerufen und gesagt, dass er nach langem Nachdenken mir noch sagen müsse, wie stolz er ganz unabhängig von meinem Aufenthalt in der Klinik auf mich ist, dass ich trotz der Schwierigkeiten nicht aufgebe, die Anforderungen nicht scheute und immer weiter kämpfte.

Er hat sehr viele wertschätzende und wohltuende Sachen über mich gesagt, sodass ich bei dem wenn auch kurzen, aber doch so wertvollen Telefonat einfach nur sprachlos war und mich am Ende für all seine Unterstützung, für seine Worte und wertvolle Präsenz bedanken konnte.

Ich war sehr ergriffen von seinen Worten, seiner Ehrlichkeit und Zuneigung.

Umzug

07.03. bis 13.03.

Ich habe über den zweiten Skiurlaub wieder 1300 Gramm verloren. Es hat mich nicht überrascht, dass ich wieder an Gewicht verloren habe.

Da ich wieder die gleiche Menge Gewicht verloren habe, obwohl ich mich wesentlich mehr selber bewegt habe und ich mich diesmal sehr viel weniger selber beschummeln konnte, da ich meine eigenen Riegel gegessen habe und wir oft zu Hause gekocht haben, muss ich aber im Vergleich zur vorherigen Skireise mehr gegessen haben.

(…)

Ich merkte bereits zu Beginn der Woche, dass mir der Wiedereinstieg in den Plan diesmal nicht so gut gelang wie nach der vorherigen Skiwoche.

Die Angst, wie beim vorhergehenden Mal in kürzester Zeit wieder so viel Gewicht zuzunehmen (2 Kilo), war sehr groß und hemmte mich sehr.

Ich befürchtete, dass der Plan von 3100 kcal mittlerweile zu hoch sei, also ein Halteplan von 2800 kcal, wie die Diätassistenten ihn mir erklärt haben, dementsprechend auch.

Montagabend ging es mir dann leider richtig schlecht. Bereits im Laufe des Nachmittags spürte ich den zunehmenden Druck, weniger zu essen, fühlte mich irgendwie unbeachtet und wertlos.

(…)

Nach einem besonders schweren Abendessen haben Tara, Papa und ich uns noch einen Film angesehen. Die Spätmahlzeit zu essen schien mir fast unmöglich. Obwohl das Obst schon dalag, konnte ich einfach nicht anfangen. In meinem Kopf führte ich mal wieder einen Kampf zwischen essen und nicht essen mit allen sich wiedersprechenden Argumenten beider Seiten.

Aber einfach anzufangen schien unmöglich.

Zum Glück schien Tara dies zu bemerken und fing einfach irgendwann mal an, das Obst zu schneiden und zu verteilen, sodass wir alle gemeinsam gegessen haben.

Das ging dann auch ganz gut, und ich habe versucht, einfach mit den Riegeln weiterzumachen.

In meiner Entscheidungsschwierigkeit bezüglich des Essens habe ich dann etwas länger in der Tüte gesucht und dabei rumgeraschelt, wodurch Papa, der sich davon gestört fühlte, rübergesehen hat.

Das Gefühl zu haben, jetzt auch noch durch das Essen zu stören, aufzufallen und andere zu nerven, blockierte und lähmte mich vollkommen, und ich konnte nicht mehr. Der Sog und Druck zurück war einfach so groß und der Kampf dagegen zu schwierig.

Durch den Druck liefen mir die Tränen einfach still runter, was Tara aber wohl gesehen hat und zu mir kam, um mich zu trösten.

In diesem Moment des vollkommenen Kontrollverlustes und des totalen Zusammenbruchs meiner Fassade konnte ich ihre Nähe aber zuerst nur ganz schwer zulassen. Ich hatte das Gefühl, mich ganz auf mich konzentrieren zu müssen, um meine Gedanken wieder kontrollieren und dadurch wieder

Stabilität erlangen zu können. Kontrolle der Gedanken als Schutz vor den übermächtigen Gefühlen.

Papa war total erschrocken, hilflos und traurig. Auch Tara hat geweint, und ich bereute meinen Moment der Schwäche sofort sehr. Ich wollte den beiden, die sich so viel Mühe gaben, nicht noch mehr Sorgen bereiten.

Papa konnte nicht viel sagen. Er saß einfach sehr hilflos und betroffen da und fürchtete, schuld zu sein. Dabei war sein Blick doch einfach nur noch der Tropfen, der das Fass zum Überlaufen gebracht hatte.

Ich habe versucht, ihm das zu erklären, und fühlte mich den beiden gegenüber sehr schuldig, obwohl auch Papa mehrfach sagte, es sei gut, wenn ich meine Gefühle zeigen würde. Trotzdem tat es mir sehr leid.

Am nächsten Tag kam er noch mal zu mir und wollte wissen, was genau mir im Moment so schwerfalle, dass ich am Vortag so sehr weinen musste.

Ich versuchte, ihm die andauernde und nicht enden wollende Anstrengung zu beschreiben, die es mich kostete, gegen den Druck zurück in die Anorexie anzukämpfen. Zwischendurch fehlen mir einfach die Hoffnung auf Erleichterung und der Mut und die Kraft weiterzugehen.

Er bestärkte mich darin, meine Gefühle und Trauer zu zeigen, so wie er es jetzt tat, und nicht alles wegzudrängen und versicherte mir, dass er seine Gefühle jetzt zwar besser zeigen könnte, ich mir aber um ihn keine Sorgen mehr machen müsste.

Das hat mich schon ein bisschen entlastet.

Am Dienstag habe ich abends gemeinsam mit Freunden gekocht und gegessen, was super und ohne Probleme geklappt hat.

Im Laufe der Woche habe ich meinen Umzug nach Köln geplant.

Es ging mir ab Mitte der Woche wirklich besser, auch wenn ich bezüglich des Umzugs schon sehr angespannt war.

Ich konnte mich aber weiterhin nicht ganz an den Plan halten und habe versucht, eher freier zu essen. Das bedeutet, dass ich zwar an der einen Stelle mal ein bisschen mehr genommen habe, zum Beispiel wenn nur noch ein kleiner Rest in der Packung war, an anderer Stelle jedoch auch mal ein bisschen was weggelassen habe.

Da ich nach der letzten Skireise so Angst bezüglich des Gewichts hatte, habe ich Freitag ein Zwischenwiegen gemacht und innerhalb von vier Tagen 800 Gramm zugenommen. Das war zwar viel, aber mit Berücksichtigung der vorhergehenden Abnahme auszuhalten.

Am Freitag sind Mama und ich dann nach Köln gefahren. Ich habe mich sehr gefreut, Hilfe von ihr zu bekommen und nicht alles alleine machen zu müssen. Dort angekommen, hat Mama mich dann erst mal ein bisschen überrumpelt und mir eröffnet, dass sie vorhabe, das ganze Zimmer frisch zu streichen. Eine sehr gute Idee, die ich aber im Vorfeld sicherlich für viel zu aufwendig gehalten hätte. Mama hat zum Glück direkt alles in die Hand genommen, sodass ich nur noch ihren Anweisungen folgen musste.

Es hat sich gelohnt. Das Zimmer gefällt mir jetzt sehr gut, und so viel Aufwand war es letztendlich nicht.

Am Ende des Wochenendes war ich jedoch sehr froh, dass der Umzug geschafft und erledigt ist, und freue mich schon ein bisschen auf das Leben in der neuen Wohnung.

Außerdem habe ich Marie an dem Wochenende das erste Mal seit der Klinik wiedergesehen. Wir waren Samstagabend auf einem Konzert von ihr. Das war wirklich sehr schön. Es war so toll, sie wiederzusehen und singen zu hören. Ich war sehr stolz auf sie. Nur zu gern hätte ich ihr etwas von diesem Gefühl abgegeben.

Am Sonntag haben wir uns kurz vor der Rückfahrt auch noch getroffen und hatten, wenn auch nur sehr wenig, ein bisschen Zeit zu reden.

Sie hat mich um Hilfe bezüglich ihres Gewichtsverlaufs und einer möglichen Intervalltherapie gebeten.

Es tat sehr gut, mal wieder mit ihr, einem Betroffenen, zu sprechen und sich so verstanden zu fühlen.

Seitdem sind wir auch wieder täglich in Kontakt.

Auf dem Rückweg nach Hamburg musste ich noch zu Mittag essen, und da ich von der ersten Skireise noch wusste, dass ich einen Wrap bei Mc Donald's essen konnte, schlug Mama vor, dort kurz vorbeizufahren, um Zeit zu sparen.

Das war eigentlich auch in Ordnung, weil ich ganz genau wusste, wie ich ihn einzutauschen hatte.

Als Mama dann abends aber mit der Tüte ins Haus kam und Tara ihre Verwunderung darüber aussprach, dass ich bei Mc Donald's war und Mama auch noch darauf einstieg, habe ich mich dann aber sehr geschämt.

Insgesamt war ich wegen des Umzugsstresses am Wochenende aber gar nicht konsequent mit dem Plan. Ich habe zwar am Tag drei Mal etwas gegessen, aber im Ganzen hat es nicht gereicht.

Hamburg

21.03. bis 24.03.

Am Montag hatte ich 500 Gramm abgenommen.

Weil ich aber übers Wochenende so viel weggelassen habe und auch die restliche vorherige Woche nicht ganz nach dem Plan gegessen habe, bin ich jetzt sehr verunsichert, wie hoch mein Plan wirklich sein sollte. Die Diätberaterin der Klinik, mit der ich weiter im Kontakt bin, sagt mir, dass das Reduzieren von jeweils einem Kohlenhydrat und einem Fett meist den Halteplan ausmachen würde. Ich weiß aber auch, dass bei vielen Patienten der Plan gegen Ende mehr reduziert werden musste.

Weil ich momentan kein Vertrauen mehr in meinen Plan habe, mich aber ohne Plan auch sehr unsicher fühle und Angst habe, wieder immer mehr zu reduzieren, brauche ich einen neuen Plan, den ich aber einhalten kann, um zu wissen woran ich bin.

Ich reduziere den ursprünglichen Plan von 3100 kcal um jeweils 2 Fette und 2 Kohlenhydrate. Das ist wesentlich mehr, als ich am Wochenende gegessen habe, aber um aus diesem momentanen Durcheinander und der Angst vor dem Kontrollverlust über das Gewicht wieder herauszukommen, muss ich wieder zu einem Leitfaden finden, der mir Stabilität gibt, dem ich vertrauen kann und der mir endlich wieder ein bisschen mehr Ruhe schenkt.

Mein Ziel ist es, bis zum Skifahren mit Mama und Tara wieder einen richtigen Plan zu haben, mit dem ich das Gewicht stabil halten kann, sodass ich unabhängig von der Skiwoche weiß, worauf ich mich in Köln verlassen und stützen kann. Ich muss eine Bremse schaffen, bevor mich der Strudel wieder zurückzieht und ich wieder von vorne beginnen muss.

Denn eigentlich freue ich mich auch auf das neue Leben in der neuen Wohnung mit den alten Freunden.

Ich bin zurzeit wieder ein bisschen gestresst. Versuche, vieles parallel zu schaffen, bin sehr ungeduldig und oftmals auch unzufrieden, wenn etwas mir nicht so gelingt, wie ich es gerne hätte. Die Ungeduld wird schnell zu einer Unzufriedenheit, welche mich deprimiert und an mir nagt.

Ab Dienstag war ich aber wieder zum Lernen in der Medizinier-Zentralbibliothek. Hier zu lernen motiviert mich und lässt mich effektiver lernen. Oft vergesse ich darüber nur die Zeit, sodass ich meist weitaus später nach Hause fahre, als ich ursprünglich wollte, worunter wiederum die Essenszeiten sehr leiden. Ich verspüre zwar irgendwann sogar ein wenig Hunger, aber der Drang, einen bestimmten Anteil, ein Kapitel oder einen Bereich doch noch fertig zu machen und erledigt zu haben, ist einfach größer.

Mittwochabend beim Training habe ich das erste Mal einen Unterschied in meiner sportlichen Leistungsfähigkeit bemerkt. Es war mehr eine allgemeine Grundspannung und bessere Koordinationsfähigkeit, die mir auffiel, als eine direkte Leistungssteigerung. Trotzdem ist es schön, positive Erfahrungen zu machen, zu sehen und zu spüren, dass die Mühen sich lohnen.

Da ich bis wenige Wochen vor der Klinik noch im Krankenhaus gearbeitet habe, direkt bis zur Klinik noch trainiert habe, erinnere ich mich kaum an Momente, die ich als unmöglich oder Überforderung wahrgenommen habe.

Klar, das Leben und viele Tätigkeiten waren anstrengend, und ich war oft träge und müde, aber dennoch dachte ich immer wieder, dass jede Anstrengung eine Frage meiner Bemühungen ist. Ich musste mich nur gut genug konzentrieren, zusammenreißen und anstrengen, dann schien alles möglich zu sein. Und schließlich machte ich auch genau diese Erfahrung. Wenn mein Kreislauf sich verschlechterte, musste ich mich nur gut genug konzentrieren, um wach und bei Bewusstsein zu bleiben. Wenn ich zu träge und müde war, musste ich nur konsequent und diszipliniert genug gegen meine Faulheit ankämpfen. Ich bin nie umgekippt, nie zusammengebrochen. Manchmal wünschte ich mir, ich wäre in dieser Zeit mal richtig gescheitert. Ich wünsche mir, dass ich die Grenze richtig gefühlt hätte und jetzt auch noch erinnern könnte, um klarer vor Augen zu haben, warum man so nicht leben kann. Um die Dringlichkeit der Genesung nicht ständig anzweifeln zu müssen.

Am Freitag habe ich noch mal ein Zwischenwiegen gemacht, um zu sehen, wie mein Körper auf die wiedergewonnene Regelmäßigkeit des reduzierten Plans reagiert. Ich war sehr erschrocken und schockiert, weil ich innerhalb der vier Tage 1,2 Kilo zugenommen hatte und damit nicht gerechnet habe.

Die Angst, dass die Zunahme jetzt so weitergehen würde, trotz des bereits reduzierten Plans, dass ich weit über das erforderliche Zielgewicht hinausschießen würde, war sehr groß.

Das springende Gewicht und das schlechte Gewissen, wegen der Mengen in dem Plan nicht mehr zu essen, das Gefühl zu haben, dass mir beides außer Kontrolle geraten ist, war sehr schwer auszuhalten.

Ich habe gemerkt, wie die Angst in mir aufstieg und gleichzeitig die Befürchtung kam, dass mich diese Angst und die Trauer über den Kontrollverlust lähmen und kapitulieren lassen könnten.

Also bin ich erst mal wie verabredet zum Frühstücken zu Mama gefahren und wollte dann wieder in die Bibliothek zum Lernen fahren, mich ablenken, konzentriert über etwas anderes nachdenken, die Entscheidung übers weitere Vorgehen aufschieben bis zum nächsten Essen, und habe dabei insgeheim gehofft, dass das Unvermeidliche, die nächste Mahlzeit, doch zu vermeiden sei.

Das Frühstück war unglaublich schwierig, und ich war zu keiner wirklichen Kommunikation bereit.

Mama hat es dann doch gemerkt, sodass ich ihr davon erzählt habe und sehr geweint habe. Ich wusste einfach nicht, wie ich weitermachen sollte.

Sie hat mich dann dazu gedrängt, sofort Hilfe von der Klinikleitung in Anspruch zu nehmen, da Prof. Schulte-Markwort noch im Urlaub war, und sie anzurufen.

Weiter zu reduzieren wäre natürlich der nächste Schritt der Eigenkontrolle, aber dennoch keine Entscheidung, bei der ich mich wohlfühlte. Ich hatte im Gefühl, dass etwas dabei war, schiefzugehen, dass es nicht richtig sein konnte, dass ich immer weiter reduzierte und schneller zunahm, hatte in Erinnerung, dass es eine Zeit gab, in der ich mit einem Plan von 3100 kcal geregelt zunahm.

Und trotzdem hatte ich das große Verlangen, gegen diese Gewichtszunahme anzugehen, einen Druck, der mir die Kehle zuschnürte und das Essen fast unmöglich machte. Ich hatte die vielen Stimmen im Ohr, die mir sagten, dass viele ihren Plan weiter reduzieren mussten, je näher sie dem Zielgewicht kamen, und gleichzeitig hatte ich die vielen Mitpatienten vor Augen, die wieder und wieder in die Klinik mussten.

Ich habe dann doch der Chefärztin und den Diätassistentinnen eine Mail mit dem Gewichtsverlauf und meinen Sorgen gemailt.

Zum Glück hat die Chefärztin mir sofort zurückgeschrieben, auch wenn mir ihre Antwort im praktischen Umgang mit dem Kalorienplan nicht viel weiterhelfen konnte. Sie schrieb, dass sie der Gewichtsverlauf nicht sonderlich beunruhige, da mein Körper versuche, sein Gewicht zu finden, welches sicherlich nicht 2 bis 3 Kilo unter einem BMI von 18,5 lag, und ich meinen Körper möglichst wenig »manipulieren« sollte, um den Stoffwechsel nicht zu sehr durcheinanderzubringen.

Wahrscheinlich hat sie recht, und ich selber bin gerade diejenige, die da etwas durcheinandergebracht hat. Ich bin enttäuscht und traurig darüber, aber dennoch weiß ich jetzt nicht, wie ich aus dem Problem möglichst glimpflich wieder herauskommen kann.

Ich sehnte mich nach Hilfe, was ich tun sollte, nach jemandem, der mir sagt, was richtig sei.

Da die Diätassistentinnen meist aus Zeitmangel länger brauchen, um ihre Mails zu beantworten, und ich einfach nicht wusste, was ich als Nächstes tun sollte, schrieb ich auch Marie eine Mail, die mich sehr gut verstehen konnte und mich bat, ihr meinen Gewichtsverlauf zu schicken.

Sie versuchte, mich die Zunahme etwas objektiver durch den Wochenschnitt sehen zu lassen, und riet mir, mich an den ersten drei Wochen zu orientieren, als die Gewichtszunahme okay war und ich nach dem Plan gegessen habe.

Natürlich hat sie recht, und doch ist es so schwierig.

Um wenigstens diese eine Woche von Montag zu Montag eine Regelmäßigkeit aufweisen zu können, behielt ich den reduzierten Plan bei.

Es war nicht leicht, ich wollte übers Wochenende oft kapitulieren, und allein der Wille, endlich mal wieder eine reale Antwort auf einen Plan zu bekommen, ließ mich abends das Fehlende nachholen.

Besonders Freitag ging es mir den ganzen Tag über noch sehr schlecht, und ich war sehr traurig darüber, dass es nicht so lief, wie ich es mir wünschte.

Ich bin zum Training gegangen, habe versucht, mich abzulenken, und immer gehofft, dass ich vor dem Essen nicht aufgeben würde.

Es ist immer noch sehr schwierig für mich auszuhalten, dass das Zugeben von Gefühlen, das Zeigen von Emotionen und Ängsten so viele Auswirkungen hat. Es lässt eine Begebenheit noch realer werden, verhindert, dass ich es verdrängen kann, und führt dazu, dass ich die Realität betrachten muss.

Solange ich versuche, die Gefühle über etwas zu verdrängen, scheint es mich nicht so angreifen und belasten zu können. Habe ich meine Enttäuschung, meine Trauer oder Wut über etwas aber erst einmal gezeigt, so habe ich zugegeben, dass es mich berührt, mir eingestanden, dass ich ein Problem habe und ich mich damit auseinandersetzen muss. Wurden andere auch noch Zeugen dieser Emotionalität, so habe ich mich auch Ihnen gegenüber offenbart und komme mir verletzlicher und schwächer vor.

Es ist fast so, als würde das Problem dadurch größer werden.

Sonntag war Taras Geburtstag. Wir haben zu Hause alle zusammen mit Mama gebruncht, waren in der Oper und abends noch beim Essen.

Das Essen fiel mir an diesem Tag besonders schwer. Nicht nur, weil ich die drei Mahlzeiten plus Zwischenmahlzeiten auf zwei plus eine Spätmahlzeit aufgeteilt habe, sondern auch weil ich mich an dem Tag besonders unwohl in meinem Körper gefühlt habe.

Wahrscheinlich auch, weil ich Angst vor dem kommenden Tag und dem erneuten Wiegen hatte.

Marie hat mir geraten, mich vielleicht diesen Montag nicht zu wiegen, aber ich wusste, dass mir eine Erhöhung des Plans unmöglich war, ohne zu wissen, wie mein Körper auf den konstanten Plan der vorherigen Woche reagiert hat.

Ich hatte sehr große Angst vor dem Wiegen und erwartete wieder eine Zunahme.

Es war jedoch nicht so. Ich hatte zu vergangenem Montag 200 Gramm verloren und war über eine Abnahme zum vorhergehenden Freitag ehrlich gesagt sehr froh.

So konnte ich sehen, dass der Plan so nicht ausreicht, und es ist mir ab jetzt möglich wieder nach dem erhöhten Plan zu essen.

Ich weiß zwar, dass ich mich über eine Abnahme eigentlich nicht freuen sollte, aber in dem Fall habe ich nun das Gefühl und die Hoffnung, wieder in eine Regelmäßigkeit und Struktur finden zu können.

Skifahren in St. Anton

26.03. bis 03.04.

Mal wieder eine Skireise. Mal wieder mit dem Plan, es diesmal besser zu machen als die Reisen zuvor. Mal wieder mit den gleichen Schwierigkeiten.

Ich habe mich beim Essen einfach wieder sehr mit den anderen verglichen. Ich kann nie mehr als sie essen, sondern muss immer ein wenig unter ihrer Menge essen, immer ein bisschen weniger haben als sie.

Zwar sehe ich, dass sie in vielen Situationen, meist durch Getränke, viele zusätzliche Kalorien zu sich nehmen, während ich nur Wasser oder Tee trinke, und trotzdem kann ich mir nicht erlauben, diese dann eben später so nachzuholen. Ich habe Angst davor, dass sie denken, ich würde zu viel essen, schäme mich immer noch fürs Essen.

Die ersten Tage hat mich das wieder sehr beschäftigt und nachdenken lassen. Ich war mal wieder sehr unzufrieden mit mir und auch dadurch zusätzlich angespannt.

Nach einigen Tagen wurde diese Unzufriedenheit aber wieder zu einer einfachen Hinnahme der Tatsachen, wodurch ich den Urlaub zwar mehr genießen konnte, es jedoch auch einfach akzeptierte, dass ich nicht genug aß.

Am Tag der Abreise machte ich noch ein Zwischenwiegen, was für mich wieder unvorstellbar viel war.

Mittlerweile bin ich diese Schwankungen zwar gewöhnt, aber dennoch sind sie sehr schwierig zu akzeptieren, beunruhigen und verängstigen mich sehr.

Mein Körpergefühl war die ersten Tage sehr, sehr schlecht. Ich fühlte mich viel zu undefiniert, dick und schwabbelig in meinem Körper. Ich war unzufrieden und ekelte mich davor.

So ein schlechtes Körpergefühl tut einem innerlich sehr weh, weil es so zerreißend ist. Der Druck zurück, den Körper wieder zu verändern, sich von diesem Körper zu distanzieren, ist so groß, und doch habe ich meine Regeln und Verpflichtungen, die ich in der Klinik gelernt habe.

Es gibt weiterhin auch in der Familie schwierige Situationen wegen des Essens. In diesem Urlaub hatten wir zwei für mich besonders schmerzhafte Situationen.

Die erste war während des Skifahrens. Wir waren bereits den ganzen Tag unterwegs und standen am frühen Nachmittag in der Gondel, und die beiden anderen redeten darüber, welch einen Hunger sie jetzt aber hätten und dass wir jetzt sofort etwas essen gehen müssten. Ich erinnere mich nicht mehr an den Grund, weiß aber noch, dass ich sehr angespannt und irgendwie auch gereizt war.

Als Mama mich dann vollkommen euphorisch fragte, ob ich denn jetzt auch endlich mal Hunger hätte, habe ich sie sofort angefahren, ob wir das Thema in Bezug auf mich nicht endlich einmal lassen könnten.

Ich habe sie wirklich recht hart zurückgewiesen, und sie war ein wenig überrumpelt und erschrocken von dieser Impulsivität wegen einer aus ihrer Sicht wohl sehr harmlosen und einfach interessierten Frage.

Wir haben die Tage zuvor schon darüber gesprochen, dass es für mich sehr, sehr schwierig ist, Pausen und Essenszeiten zu bestimmen, weil ich einen großen Drang verspüre, Pausen immer weiter nach hinten zu legen, wenn ich die alleinige Macht dazu habe.

Es fällt mir schwer, das Skifahren zu unterbrechen, nicht immer bis zum äußerst Möglichen weiterzufahren, mich zu einer Pause oder zum Essen während des Skifahrens zu entscheiden. Ich warte darauf, dass die Initiative von den anderen ausgeht und ich einfach mitlaufen kann. Dadurch sind Fragen an mich, wann ich Hunger hätte oder eine Pause bräuchte, für mich sehr, sehr unangenehm.

Hinterher tat es mir total leid, so heftig reagiert zu haben und Mama so in die Schranken gewiesen zu haben.

Ich entschuldigte mich, und sie erklärte, dass es ihr leidtäte, es für sie aber einfach so unvorstellbar sei, dass man nach einem Skitag nicht irgendwann Hunger verspürte.

Obwohl ich mich entschuldigt hatte, machte ich mir weiterhin totale Schuldgefühle. Es tat mir einfach so unglaublich leid, sie so erschrocken und reumütig zu sehen. Zu sehen, wie sehr sie das Gesagte bereute.

Obwohl die Situation für sie sehr schnell abgehakt erschien, machte ich mir noch sehr viele Gedanken. Ich war traurig, so reagiert zu haben, und der Selbsthass baute sich wieder sehr stark auf. Die Wut auf mich selbst war sehr groß.

Ich überlegte, warum ich so reagiert habe. Warum diese Frage mich so gereizt hat, obwohl ich doch sonst immer recht geduldig bin, wenn es darum geht, Gefühle oder Gedanken der Anorexie anderen zu erklären.

Ich glaube, es lag daran, dass ich zuvor Hunger gehabt habe. Ich hatte Hunger und habe ihn mal wieder vorübergehen lassen. Hunger ist nach wie vor für mich ein unglaublich schwierig wahrzunehmendes, einzuordnendes und abzuschätzendes Gefühl, welches ich nicht richtig zu handeln weiß und je nach Situation, sehr unterschiedlich, aber stark bewerte.

Hunger wahrzunehmen ist jedes Mal wieder eine besondere Situation für mich.

Primär ist es schon ein eher unangenehmes, leicht schmerzhaftes Gefühl, welches eine gewisse Anstrengung erfordert und Unwohlsein hervorruft.

Und doch tut es oftmals so wahnsinnig gut. Es tut gut, stärker zu sein. Es tut gut, dieses Gefühl aushalten und überstehen zu können, standhafter zu erscheinen. Es tut gut zu merken, dass es vorbeigeht.

Meine Auffassung und Reaktion auf das Gefühl ist je nach Situation und Phase sehr unterschiedlich. Bin ich nicht im Urlaub, verfolge den Essensplan gewissenhaft und stelle meine Verpflichtung, diesen zu erfüllen, nicht infrage, bin ich froh, das Gefühl verspüren zu können und so scheinbar mit größerer Berechtigung essen zu dürfen. Meist ist es so, dass ich an einem solchen Tag schon viel unterwegs war, erledigt, geleistet habe und zeitlich vielleicht sogar ein wenig in Verzug geraten bin. Nicht aber, weil ich bewusst versucht habe, das Essen herauszuzögern, sondern weil ich in meiner Tätigkeit gerade so beschäftigt, vielleicht sogar erfolgreich war, dass ich das Essen darüber vergessen habe. Das Gefühl erinnert mich dann daran, erinnert mich an die Normalität des Essens und gibt mir die Berechtigung dafür, meine Tätigkeit jetzt fürs Essen unterbrechen zu müssen. Wenn ich mir der Verpflichtung, den Essensplan zu erfüllen, bewusst bin, so erleichtert es dieses sehr und gibt mir ein Stück Normalitätsgefühl zurück und entlastet mich.

Bin ich jedoch zum Beispiel im Urlaub und verfahre sehr viel lockerer und inkonsequenter mit der Einhaltung des Essensplans, so komme ich dann sofort in die Versuchung, mir Stärke scheinbar durch das Aushalten und Überdauern des

Gefühls zu holen. Die Inkonsequenz verleitet mich dazu, das Gefühl Hunger wie früher auf seine »Richtigkeit«, seine »Wahrhaftigkeit« zu prüfen. Während ich so beschäftigt damit bin, das Gefühl zu hinterfragen und zu überprüfen und es letztendlich auszuhalten, vergeht die Zeit, und auch der Hunger geht vorüber.

Ja, und dann ist es mal wieder geschafft. Es ist mal wieder bewiesen, dass man Hunger aushalten und überdauern kann. Besser fühle ich mich jetzt hinterher meist nicht mehr. Das Gefühl, versagt zu haben, mich wieder von dem Sog der Anorexie verleiten lassen zu haben, die Chance auf essen aufgrund von Hunger, aus Gründen der Normalität, vertan zu haben, dämpfen das errungene Erfolgsgefühl. Die Unterschiedlichkeit, aber dennoch starke Präsenz dieser beiden Gefühle von Erfolg und Versagen zerreißt und zermürbt einen. Ich bin verunsichert und überfordert, wünsche mir noch stärker ein Ende dieser Quälerei.

Also Hunger ist unangenehm und zuweilen gar schmerzhaft, und trotzdem tut es gut und wirkt scheinbar erleichternd.

Die zweite besonders schwierige Situation war im Restaurant beim Abendessen. Ich hatte Pasta bestellt, und obwohl ich sogar angegeben habe, wie viel ich gerne hätte, eine besonders große Portion bekommen.

Das war mir auf den ersten Blick klar, ich versuchte, meine Portion abzuschätzen, hatte jedoch im Hinterkopf, wie viel mir an dem Tag ohnehin noch fehlte, und dachte mir, ich könnte versuchen, nach meiner Portion noch ein bisschen zu essen.

Mama meinte direkt, dass das mehr als meine Portion sei und ich nicht alles essen müsste.

Obwohl das ja auch stimmte, reizte mich diese Aussage sehr, gab mir das Gefühl, nicht zu viel essen zu dürfen und aufpassen zu müssen.

Ich hatte Angst, dass sie dachte, meine gegessene Menge sei zu viel, wollte nun auf keinen Fall mehr als die Klinikportion essen.

Letztendlich aß ich wahrscheinlich um einiges weniger als meine Portion.

Ich war auf jeden Fall wieder sehr gehemmt, angespannt und schweigsam, weil ich mich so aufs Essenzerkleinern und Zeitschinden konzentrierte.

Mama merkte das natürlich sofort, brachte das Thema aber erst im Hotel beim Zubettgehen wieder zur Sprache, indem sie sich entschuldigte.

Ich konnte nur antworten, dass es jetzt okay sei, ihr aber nicht widersprechen oder versichern, dass es nicht schlimm gewesen wäre, weil es für mich eben doch sehr belastend war, nur habe ich es ihr nicht übel genommen.

Ich war traurig und verärgert, dass das Essen für mich so schlecht und schwierig war, nicht aber auf Mama. Ich wünschte mir zwar, dass sie das nicht gesagt hätte, verärgert war ich jedoch über die Beschwerlichkeit des Essens.

Mama ging ins Bad, und ich wusste ganz genau, dass sie sich sehr große Vorwürfe macht und wahrscheinlich weinte.

So war es schließlich auch. Weil ich ihre Selbstvorwürfe und Reue nicht aushalten konnte, ging ich sofort zu ihr.

Sie machte sich große Vorwürfe, selbst nach diesen vielen Monaten immer noch »Fehler« im Umgang mit mir und der Krankheit zu machen und mich damit zu verunsichern oder zu verletzen. Sie war sehr traurig und weinte sehr.

Zwar konnte ich ihr nicht versichern, dass ihr Kommentar

nicht schlimm gewesen sei, konnte ihr nicht sagen, dass es mir egal war, weil dies nicht der Realität entsprochen hätte. Aber ich versuchte, ihr zu erklären, dass solche Situationen nicht ihre Schuld seien. Die Krankheit ist einfach so komplex, und meine Empfindlichkeit ist auch stark verfassungsabhängig, dass eine genaue Voraussicht darüber, wie ich auf einzelne Bemerkungen und Anmerkungen reagiere, nicht möglich ist. Selbst ich kann einige Gefühlsreaktionen schwer erklären, und oft reagiere ich auch sehr unterschiedlich. Manchmal bin ich sogar überrascht darüber, wie gelassen ich manches aufnehme, und dann eben doch wieder erschrocken über die Auswirkungen anderer Situationen.

Meine Mama hat, wie viele andere Menschen in meiner nächsten Umgebung, wahnsinnig viel im Umgang mit mir und der Krankheit gelernt, mir dadurch sehr viel geholfen und ist wirklich sehr sensibel meiner Verfassung und meinen Reaktionen gegenüber. Aber auch sie kann eben nicht alles voraussagen und dementsprechend handeln. Wir alle tun unser Bestes und können nur immer weiter unsere Erfahrungen in Bezug auf die Anorexie sammeln und versuchen, damit umzugehen, aber mehr kann sie als meine Mutter meiner Meinung nach nicht tun.

Nachdem dann auch meine Schwester weinte, versuchte ich, den beiden genau das zu erklären und die Situation zu relativieren.

Ich erklärte ihnen, wie sehr sie mir durch ihre Sensibilität schon geholfen und mich unterstützt hätten und ich mir dessen sehr bewusst und ihnen sehr dankbar dafür sei. Ich versuchte, ihnen zu zeigen, dass dies ein Essen war, ein Essen unter vielen, bei dem es nicht gut gelaufen war. Eine Mahlzeit, die ich nicht gut geschafft habe, aber eben für mich mittlerweile kein Weltuntergang mehr.

Ein kleineres Tief in dem ständig schwankenden Verlauf, ein weiteres Steinchen von den zahlreichen Steinen, den Steinchen und zuweilen auch Felsen auf meinem Weg.

Mittlerweile kenne ich diese Schwierigkeiten jedoch schon recht gut. Bin mir ihrem immer wiederkehrenden Auftauchen bewusst und weiß sie relativ einzuschätzen.

Diese Erkenntnis und Akzeptanz der immer wiederkehrenden Schwankungen und Unterbrechungen des Verlaufs war für mich sehr wichtig. Es hilft mir, die Tiefs und die Steine auf meinem Weg relativierter zu betrachten.

Sie sind immer mal wieder da, mal tiefer und größer, und werden auch in der Zukunft wahrscheinlich noch oft auftauchen. Aber sie sind eben nicht mehr von dauerhaft gleicher Intensität. Sie scheinen mir nicht mehr so dauerhaft, unüberbrückbar, sondern vielmehr als weitere Schwierigkeit und Anstrengung, die es zu überwinden gilt. Ich möchte nicht behaupten, dass ich mich diesen nicht zeitweise vollkommen ausgeliefert und machtlos fühle. Dass ich nicht manchmal das Gefühl habe, es nicht schaffen zu können, mich zu schwach und hilflos zu fühlen und die Versuchung der Kapitulation nicht sehr erleichternd erschiene.

Aber im Hinterkopf habe ich dennoch, wenn auch teils unbewusst, die Erkenntnis meiner Erfahrungen, dass auf diese Tiefs mittlerweile auch wieder ein Ausgleich des Tiefs erfolgt. Es gab Zeiten, da verspürte ich nur ein gleichbleibendes, monotones, stagnierendes Tief, welches endlos erschien. Diese Schwankungen, zeitweise Erholungen, Ausblicke und Erinnerungen auf andere Phasen wirken doch erleichternd und hoffnungsvoll. Das ist sehr schön.

Dadurch ist es auch sehr schwierig, die Frage nach meinem Befinden jemandem verständlich zu beantworten, der mich in den letzten Monaten nicht ständig begleitet hat. Es geht mir momentan ganz okay. Noch nicht wirklich gut, aber eben auch nicht mehr dauerhaft schlecht. Es gibt Hochs und Tiefs, aber es geht eben weiter. Es ist nicht mehr stagnierend schlecht, und das ist eine Verbesserung.

Im Vergleich zu meinen schlimmen Zeiten geht es mir vergleichsweise gut. Und das ist besser. Besser als vergleichsweise schlecht.

Eine ganz andere Erfahrung machte ich, als wir einmal in der berühmtesten Après-Ski-Hütte des Skigebiets nach dem Skifahren einkehrten, um das Spektakel zu besichtigen.

Die Stimmung schaukelte sich stetig hoch, aber ich fühlte mich in Begleitung meiner Schwester und Mutter überhaupt nicht in der Stimmung, mitzufeiern.

Relativ schnell war es dann so, dass um uns herum alle auf den Bänken und Tischen standen, alle mit wildfremden Menschen feierten und ich mich einfach vollkommen fehl am Platz fühlte.

Ich kam mir hässlich, unattraktiv und vor allem falsch vor. Hatte das Gefühl, durch meine Andersartigkeit aufzufallen, negative Aufmerksamkeit und vor allem Unverständnis hervorzurufen und in der Situation vollkommen überfordert zu sein.

Gleichzeitig hatte ich auch Angst, meiner Schwester und Mutter die Gelegenheit zum Feiern zu verbauen, mal wieder die Stimmung zu erschweren.

Ich wünschte mir so sehr anders, leichter zu sein und konnte nicht verstehen, warum ich so unfähig war, über meinen Schatten zu springen.

Ich fühlte mich komplett unwohl, war traurig und sehnte mich nach dem Schutz meiner besten Freunde. Dem Schutz einer vertrauten, standhaften und zuverlässigen Gruppe, deren Loyalität ich mir sicher sein konnte.

Ich stellte mir vor, dass es mir in ihrer Runde anders ergehen würde. Dass ich das Gefühl hätte, einen Platz, eine Berechtigung zu haben, und im Schutz dieser Menschen auch viel mehr möglich wäre.

Würden sie feiern, würde ich mitfeiern, aber eben mit ihnen, mit mir lieben Personen feiern, mit ihnen eine schöne Zeit verbringen und dadurch Spaß haben. Würden wir uns ruhig in eine Ecke zurückziehen, so wäre das im Schutz der Gruppe auch vollkommen in Ordnung und sicher.

Auf dem Rückweg des Urlaubs blieb ich gleich in Köln.

Durch die dauerhafte Nähe von Tara und Mama eine Woche lang und mit der Gewissheit auf ein schönes Zimmer freute ich mich auf der Fahrt sogar ein bisschen auf die Ruhe und den eigenen Bereich.

Mama weinte auch hier wieder und äußerte ihre Bedenken und Ängste darüber, dass ich jetzt wieder alleine in Köln leben würde.

Beruhigen konnte ich sie nicht wirklich, weil auch ich keine Gewissheit über einen erfolgreichen Ausgang und viele Ängste habe. Ich konnte ihr eben nur erklären, dass es für mich, trotz meiner Ängste und Bedenken, keine passende Alternative momentan gibt. Die Entscheidung, diesen Schritt in die Eigenständigkeit jetzt zu wagen, ist in jedem Fall die richtige, weil ich merke, dass ich wieder eine richtige Aufgabe außer der Krankheit in meinem Leben brauche.

Ich möchte mein Studium, mein Leben wieder richtig aufnehmen. Möchte weiterkommen, etwas von den Strapazen des Kämpfens haben. Der Kampf aus der Krankheit war bis jetzt schon unglaublich schwierig und kraftraubend, und die Anstrengung hält auch weiter an und wird wahrscheinlich noch lange Durchhaltevermögen erfordern. Jetzt möchte ich aber auch etwas von dieser Anstrengung zurückbekommen. Stück für Stück einen Teil meines Lebens zurückbekommen, zu dem nun mal das Studium zählt.

Am Morgen der Abreise von Tara und Mama war ich dann doch sehr verunsichert und verängstigt. Ich hatte Angst, sie fahren zu lassen, Angst vor der Einsamkeit, von den Anforderungen gelähmt zu werden, Angst vor der vollkommenen Selbstständigkeit.

Ich räumte erst mal auf, um für Ordnung zu sorgen und mich im Zimmer wohlzufühlen, und war sehr froh, als ich mich am Nachmittag sofort mit Freunden verabreden konnte und wohltuende Gesellschaft hatte.

Köln

04.04. bis 11.04.

Die erste Woche alleine in Köln. Ich habe mir schon gedacht, dass das selbstständige Essen in totaler Eigenverantwortung und alleine schwieriger werden würde. Aber dass der Unterschied zwischen dem familiären Leben in Hamburg und dem eigenständigen Wohnen in Köln das Essen so sehr erschweren würde, hätte ich nicht gedacht. Ich wurde mir bewusst, dass es von nun an möglich war, nicht nur bei der einen oder anderen Mahlzeiten weniger zu essen, sondern ganze Mahlzeiten wieder wegzulassen, ohne irgendjemandem Rechenschaft schuldig zu sein. Keiner, der mal nachfragt, ob man schon etwas gegessen hat oder noch zusammen essen will. Niemand, für den ich kochen muss. Außer für mich selbst. Und das ist schwierig. Für andere zu kochen, für deren Wohl zu sorgen, sie zu umsorgen und dann mitzuessen ist etwas ganz anderes, leichter und mit geringerem Kraftaufwand zu bewältigen, als nur für sich alleine zu kochen und die Frage bezüglich der nächsten Mahlzeit vollkommen alleine in der Hand zu haben. Es bedeutet auch, vermehrt für die Entscheidung verantwortlich zu sein, zu der eigenen Wahl stehen zu müssen, Verantwortung für sich selber übernehmen zu müssen.

Mit den drei Hauptmahlzeiten lief es bis auf einige Ausnahmen ganz gut, nur die Zwischenmahlzeiten waren vom ersten Tag an kaum möglich.

Bei den Hauptmahlzeiten komme ich beim Abendessen am stärksten in Versuchung, Einsparungen vorzunehmen, es durch Getränke und Kleinigkeiten kläglich und unzureichend einzutauschen oder es zuweilen sogar ganz auszusparen. Abends verabredet zu sein, mit Freunden etwas geplant zu haben führt meist zu dem Fallenlassen in die bewusste Ungewissheit und vermeintliche Spontanität. Ich weiß nicht, ob es dort etwas zu essen gibt, und falls ja, was es zu essen gibt, ob ich es austauschen kann.

Zudem weiß ich nicht, was in dem aktuellen Moment meine Stimmung und Entscheidung mehr beeinflussen wird. Die Hemmung, in vor allem wissender Gesellschaft (über meine Krankheit) zu essen, oder der Wunsch, gesellschaftlich akzeptabel und angepasst zu sein.

Also lasse ich mich in diese Ungewissheit fallen und nutze sie als Entschuldigung für mögliche Fehler. Ich plane, nichts zu essen, denn das könnte dazu führen, dass ich dort aus der Reihe falle, wenn alle etwas essen, und rede mir ein, spontan dem dortigen Angebot nachzugehen, soweit mir dies möglich ist, und den Rest zu Hause nachzuholen.

Meist ist es jedoch so, dass es mir, selbst wenn es etwas zu essen gibt, unglaublich schwer ist, mein Abendessen so einzutauschen. Die Scham, vor den anderen etwas zu essen, vor ihren Augen schwach zu erscheinen, obwohl es mich doch so viel Anstrengung und Kraft kostet, ist zu groß und übermächtig, um etwas wagen zu können.

Meist versuche ich es zu Beginn sehr angestrengt, spiele alle Möglichkeiten des Eintauschens in meinem Kopf durch, bewerte und beurteile sie, suche ihre Vor- und Nachteile und versuche, sie ohne Lücken zu analysieren. Das ist kraft- und zeitaufwendig und lenkt mich von der eigentlichen Unternehmung, der eigentlich so wertvollen Gesellschaft ab. Meist endet es in Erschöpfung und Unzufriedenheit, weil mir keine

Möglichkeit als die ideale erscheint. Aus Angst, mich von dieser Unzufriedenheit zu sehr einnehmen zu lassen, versuche ich, mich von dem ganzen Thema zu lösen. Ich kapituliere, versuche es zur Seite zu schiebe, stelle die wohltuende Gesellschaft vor meine Pflicht zu essen und nehme mir vor, mein Versagen zu Hause nachzuholen. Für die Stimmung besser, nur leider kommt es meist nicht zum ausreichenden Nachholen.

Wenn ich am Ende des Tages weiß, wie groß mein Puffer ist, fällt es mir zwar einfacher, noch etwas Kleines als Spätmahlzeit zu essen, auf den Plan komme ich jedoch nie.

Trotz der Probleme hatte ich fortwährend wirklich das Gefühl, mich total anzustrengen und einfach nicht mehr leisten zu können. Ich war darüber frustriert und unzufrieden, und doch fühlte ich gleichzeitig, wie viel Kraft ich schon aufbrachte, um das, was ich schaffte, zu leisten.

(…)

Beim ersten Bewerbungsgespräch habe ich meinen Mitbewohnern nichts von meiner Krankheit erzählt. Es war zwar klar, dass ich krankheitsbedingt ein Urlaubssemester eingelegt habe, aber nicht aus welchen Gründen genau.

Irgendwie kam das Thema in den ersten Tagen auch nicht mehr zur Sprache, und mein Gefühl, den beiden etwas Wichtiges zu verschweigen, und die Hemmung, mich nicht meinem Krankheitszustand entsprechend »normal« verhalten zu können, wuchs. Ich stellte es mir als Erleichterung vor, meinen Mitbewohnern von der Krankheit, die mich täglich, unaufhörlich so sehr beschäftigt, zu erzählen. Sie aufzuklären. Gegen Ende der Woche erzählte ich es beiden dann einfach unabhängig voneinander in einem ruhigen Moment. Beide reagierten weder entsetzt noch sehr überrascht oder abwertend und nahmen die Information einfach zur Kenntnis. Sie machten mir klar, dass dies auf sie und unser Verhältnis keinerlei Auswirkung haben würde. Das war gut und nahm eine große Last von mir.

Mit vier Freunden war ich diese Woche auch einmal essen, aber das war eine große Enttäuschung. Ein All-you-can-eat-Restaurant mittlerer Qualität. Das Gefühl, das Angebot gar nicht ausnutzen zu können, die Schwierigkeit des Austauschens mehrerer sehr kleiner, aber dennoch warmer Portionen gegen ein Abendessen, der Druck normal wirken zu wollen und dennoch alles mit Ausnahmen, in kleinen Portionen, sprich mit Aufwand bestellen zu müssen, versetzten mich in riesengroße Anspannung. Zudem enttäuschte mich der Geschmack sehr.

Am Tag darauf fuhr ich aber zu meinem besten Freund nach Osnabrück, und wir hatten einen wunderschönen Tag dort. Ich merke immer noch, wie sehr mich meine Essstörung besonders bei so ganztägigen Unternehmungen einschränkt und anspannt, und das ist sehr schade. Dennoch fühle ich mich bei ihm einfach aufgehoben und sicher.

(…)

Ich hatte zu Beginn der Woche 500 Gramm abgenommen. Das hat mich nicht sonderlich überrascht. Schon in der Woche merkte ich, dass ich vermutlich an Gewicht verloren hatte, und habe mir darüber nachts Gedanken gemacht. Ich versuchte, mir zu verdeutlichen, wohin eine weiter Abnahme führen konnte, versuchte, mich an meine Ziele und Vorhaben zu erinnern, mir vor Augen zu führen, wozu ich hier in Köln bleiben will, und nach wie vor, mehr zu schaffen.

Wochenende in Hamburg

12.04. bis 18.04.

Am Dienstag hatte ich wieder mal eine Therapiestunde. Wir sprachen viel über meine Erinnerungen und Therapiepunkte in der Klinik. Darüber, was mich weiter beschäftigt und was mir wichtig erscheint.

Ich erklärte viel über meine Gefühle des Selbsthasses und die Beziehung zwischen Mama und mir. Das Ganze war nicht sehr einfach, weil viele durch Lernstress zur Seite gedrungene Gefühle so wieder an Macht gewannen und mir bewusst wurden, ohne dass sie sofort weiter besprochen wurden.

Ich spürte, wie die Angst vor der Verletzlichkeit, vor der zu genauen Betrachtung meiner Gefühle, wieder wuchs. Die Angst, von den Gefühlen übermannt zu werden und zu kapitulieren.

Vermehrt stellte sich mir in der Woche die Frage, warum ich besonders für Mama, aber auch für den Rest der Welt gut sein könnte. Dieses Gefühl tut weh, ist mächtig und beängstigend.

Eventuell sollte ich mehr Termine bei meiner Therapeutin vereinbaren.

Übers Wochenende fuhr ich nach Hamburg und lernte auf der Rückfahrt schon fast durchgehend, um mir in Hamburg Zeit zu verschaffen.

Das Wochenende war sehr durchwachsen. Auf der einen Seite tat es mir gut, und es war schön, Zeit mit der Familie und Freunden zu verbringen. Auf der anderen Seite war es sehr stressig und angespannt für mich. Der Lerndruck war einfach immens hoch. Das Gefühl, die Lernerei und die Anforderungen bzw. Wünsche meiner Familie nicht miteinander vereinbaren zu können, und somit die Unzufriedenheit und Enttäuschung waren sehr groß.

Ich hatte das Gefühl, meine Familie wollte zwar, dass ich sie besuchte, dabei aber ihre Tagesplanung wie gewohnt durchziehen und ihre Freizeit, unabhängig von meiner Planung, quasi auf Abruf mit mir verbringen. Ich hatte das Gefühl, sie zu enttäuschen, fühlte mich schuldig und gleichzeitig ausgenutzt.

Es war oftmals ein angespannter Kampf zwischen dem gesteigerten Lerndruck und dem Druck, den Ansprüchen und Bedürfnissen der Familie nachzukommen. Ich hatte das Gefühl, beidem nicht gerecht zu werden und zu versagen.

Das Gefühl zu versagen schürte die Angst beim Lernen, die Angst, auch Montag zu versagen, und steigerte sich bis zu existenziellen Ängsten. Die existenzielle Angst, den einzig möglichen Beruf, mein einzig sicheres Ziel, Ärztin zu werden, aus Gründen der Unfähigkeit nicht erreichen zu können.

Medizin war der einzig mögliche Beruf für mich, doch was mache ich, wenn ich dazu einfach nicht fähig bin?

Ich war zunehmend unzufrieden mit mir und begann wieder damit, mir Regeln zu setzen. Regeln darüber, was ich alles zu leisten hatte. Am Freitag kam ich in einen inneren Konflikt, weil ich eigentlich zum Training gehen wollte und doch auch lernen musste. Ich versuchte abzuwägen, wie viel ich schon geschafft hatte, und abzuwägen, wie viel ich bis zum Training erreichen müsste, damit ich guten Gewissens fahren konnte. Gleichzeitig verspürte ich den starken Druck, zum Training gehen zu müssen.

Letztendlich meinte ich in dem Moment der Abfahrt, jetzt beim Lernen mehr schaffen zu können, und entschied mich dafür, später zu fahren. Den Moment verpasste ich jedoch und schaffte es dann nicht mehr zum Training. Ich war sehr unzufrieden und enttäuscht von mir.

Der Selbsttadel wuchs zu Selbstverachtung und Selbsthass heran. Ich machte mir Vorwürfe, den Vormittag über zu unkonzentriert gelernt zu haben. Das Mindestmaß des Tages nicht geschafft zu haben.

Ich war sehr traurig und verzweifelt und habe viel geweint. Papa kam, während ich noch weinte, rein, aber ich sprach kaum mit ihm und sah ihn auch nicht an, sodass er vorgeben konnte, nichts gesehen zu haben. Das tat er dann auch, und das wiederum enttäuschte mich. Durch meine eigene Härte zu mir war es mir unmöglich, um Mitgefühl und Zuspruch zu bitten. Ich konnte mich über die momentane Situation nicht beschweren und verbot mir, offensichtlich zu leiden, aber im Prinzip wünschte ich mir so sehr Unterstützung und das Gefühl von Sicherheit.

Tara merkte es dann doch, und ich erklärte ihr meine Versagensängste. Selbst als mein Papa dann reinkam, gab er vor, nichts zu merken. Erst kurz bevor er aus dem Haus ging, kam er zu mir und meinte, er wüsste ja, dass es mir nicht gut ginge, aber ich sollte mir nicht so einen Druck machen.

Ich sah ihm aber an, wie viel Überwindung ihn dieser Schritt kostete. Es scheint mir, als fehle ihm die Kraft dazu, auf meine Gefühle einzugehen.

Am Ende dieses langen und kraftraubenden Tages war ich einfach nur total erschöpft.

Am Tag darauf waren Papa und ich spazieren, auch weil er mich vom Schreibtisch wegholen wollte. Das war eigentlich ganz schön, nur merke ich, dass ein Stück Vertrauen zwischen uns momentan verloren ist, weil ich mich nicht traue, ihm ehrlich meine Gefühle und Wünsche zu sagen.

Ich wünschte mir, er würde meine Krankheit auch weiterhin anerkennen, mir Zeit und Raum geben, gesund zu werden, und nicht versuchen, alles zu relativieren und »normal« wirken zu lassen. Ich habe das Gefühl, dass er sich eine sofortige Heilung so sehr wünscht und ihm die Kraft fehlt, die Realität zu akzeptieren, dass er versucht, alles normal erscheinen zu lassen, in der Hoffnung, dass dies dann mit genügend Hartnäckigkeit auch einfach der Realität entsprechen würde.

Doch das stimmt nicht. Ich bin noch nicht gesund. Ich bin auf dem Weg, gesund zu werden. Ich weiß, wie viel ich bereits geschafft habe. Ich weiß, dass sich in den letzten acht Monaten vieles zum Guten verändert hat. Aber ich sehe auch den Weg, der noch vor mir liegt. Ich weiß, dass mich der weitere Weg noch unendlich viel Kraft, Mut und Durchhaltevermögen kosten wird. Und ich weiß auch, dass ich diese Kraft nicht haben werde, wenn ich nicht zwischendurch das Recht habe, zusammenfallen zu dürfen, schwach sein zu dürfen, um mich mithilfe der anderen wieder aufzubauen, Kraft zu tanken und weiterzukämpfen.

Ich brauche diese Pausen, ich brauche dieses Krafttanken mithilfe der anderen.

Ich habe in meiner Zeit in der Klinik gelernt einzusehen, dass ich momentan noch labiler und unsicherer als viele andere bin.

Ich reagiere anders, sensibler und heftiger auf viele Aussagen und Handlungen. Also wenn mir jemand sagt, all meine Gedanken und Gefühle seien normal, habe ich das Gefühl, mich dieser Vermutung anzupassen. Sensible, besondere und heftige Gefühle unterdrücken zu müssen, um möglichst regelkonform reagieren zu können.

Ich habe wieder das Gefühl, dass meine Emotionen Unruhe in das labile Gleichgewicht meines Umfelds bringen. Und das lähmt mich.

Abends waren wir, Papa, Tara und ich, mit drei meiner besten Freunde, Johannes, Imke und Alex, in der Stadt bei der langen Nacht der Museen. Danach waren wir noch bis tief in die Nacht was trinken und tanzen. Der Abend war richtig schön, ich fühlte mich in deren Gesellschaft sicher und wohl. Es tat mir unheimlich gut.

An dem Wochenende hatten Papa und ich auch noch eine recht heikle Situation, die wahrscheinlich auch durch meine Anspannung wegen des Lerndrucks zumindest für mich recht beeinträchtigend und kraftraubend war.

Ich wollte zum Lernen und vor der Abfahrt noch kurz in die Badewanne, als ich alles vorbereitet hatte, kam mein Vater vom Radfahren nach Hause und wollte auch das Bad besetzen. Ich muss zugeben, dass der Zeitpunkt meinerseits ungünstig gewählt war, weil ich wohl hätte vermuten können, dass er im Laufe dieser Stunde nach Hause kommen würde, und einfach nicht daran gedacht habe.

Weil er nichts zu essen mithatte und unterzuckert war, war jedoch auch er gereizt. Er hatte seine Vorstellung, wie es laufen sollte, wollte erst etwas essen und dann ins Bad, ohne dass ich vorher das warme Wasser verbrauchte. Ich versuchte einen Kompromiss zu finden, doch er war klar und unerbittlich in seiner Vorstellung und reagierte erst mit Hartnäckigkeit und dann mit Trotz, indem er enttäuscht und sichtlich beleidigt verzichtete und einfach wegging.

In mir wuchsen die Schuldgefühle, das Gefühl, Ärger und Enttäuschung zu verursachen, anderen zu schaden, und das Gefühl, durch eigene Bedürfnisse Unruhe und Streit zu verursachen. Die Enttäuschung über den gescheiterten Versuch, für meine Gefühle einzustehen, da ich letztendlich auch nicht badete, und die Schuldgefühle steigerten sich zu großer Selbstverachtung und dem Wunsch, aus der eigenen Haut entfliehen zu können und nicht da zu sein.

Wir haben kurz darauf noch mal darüber gesprochen und beide versucht, uns zu erklären.

Am Tag meiner Abreise sah ich Mama an, dass sie etwas bedrückte, und sprach sie darauf an. Sie macht sich große Sorgen um mich und hat auch wieder geweint, weil sie Angst hat, dass ich es nicht schaffen würde. Ich konnte ihr nur zustimmen, dass es unheimlich schwierig ist, und ihr aber versichern, dass ich mich sehr anstrengen würde und mein Bestmögliches gab.

Sie lud mich dann vor der Abfahrt noch zum Essen ein, weil sie nicht wollte, dass ich ohne eine warme Mahlzeit wegfuhr. Das fand ich sehr sensibel und auch schlau von ihr, weil sie die Situation in dem Moment wahrscheinlich richtig einschätzte, als sie vermutete, dass ich abends um 23 Uhr in Köln dann nichts mehr essen würde.

Beim Essen stellte sie noch ganz direkt die Frage, wie das Wochenende für mich war und ob es mehr Stress oder Entspannung war. Auch das fand ich toll. Anhand dieser beiden Situationen hatte ich das Gefühl, dass sie meine Situation, die Krankheit und mich momentan richtig einzuschätzen weiß. Das Wissen, dass da jemand ist, der all dies annähernd richtig einschätzen kann, entlastet mich. Es entlastet mich bezüglich des Gefühls, alleine mit all diesen Problemen und Schwierigkeiten dazustehen.

Es war schön, wieder im eigenen Zimmer in Köln zu sein. Ich fühle mich da wirklich zu Hause und gut.

Ich muss auch zugeben, dass die Relevanz des Wiegens durch das Testat an dem Montag stark abgenommen hat. Ich habe das Wiegen fast vergessen, das Gewicht erst zwei Tage später eingetragen und zumindest vor dem Testat nicht weiter darüber nachgedacht, weil ich mich auf anderes, Wichtigeres, konzentrieren musste.

Ostern

19.04. bis 25.04.

Eine kurze Woche in Köln.

Gleich zu Beginn war ich wieder bei der Therapie. Ich habe über das Wochenende in Hamburg und unter anderem auch von der Situation mit Papa erzählt. Darüber, wie schwer es mir immer noch fällt, meine Bedürfnisse zu äußern und zu ihnen zu stehen, selbst wenn ich sie jetzt meist schon viel besser wahrnehmen kann. Mein Selbstwertgefühl ist oftmals durch Kleinigkeiten noch sehr schnell anzugreifen, wodurch ich verunsichert werde und Ersteres sich stark verschlechtert. Dazu kommen dann meist Schuld- und Schamgefühle, überhaupt Bedürfnisse zu haben und damit andere zu belasten.

Mein geringes Selbstwertgefühl und die große Autoaggression ist momentan wirklich einer meiner wichtigsten Therapiepunkte, weil ich das Gefühl habe, eine Veränderung dieser Einstellung könnte meine Wahrnehmung meines Umfelds, aber auch meiner eigenen Person in meinem Umfeld sehr ändern und mir somit einfach das tägliche Leben erleichtern. Ich erhoffe mir von einem veränderten Selbstwertgefühl mehr Zufriedenheit, Glück, Stabilität und Empfänglichkeit für die schönen Dinge im Leben und Gesten meiner Mitmenschen.

Abends saßen mein Mitbewohner und ich dann noch länger in der Küche und haben geredet. Ich hatte, als wir um 23 Uhr nach Hause kamen, noch nicht zu Abend gegessen und mit meiner Psychologin eigentlich gerade vereinbart, zumindest dem ursprünglichen Halteplan entsprechend diese Woche zu essen, um zu sehen, was mit dem Gewicht passiert. Ich war so unzufrieden mit mir, trotz meines Vorhabens bereits am ersten Tag schon wieder eine ganze Mahlzeit auszulassen. Vor allem in dem Wissen, dass es selbst mit der Mahlzeit nicht zum Erfüllen des Plans kommen würde.

Um einfach besser in die Woche zu starten, habe ich mir dann trotz der späten Uhrzeit noch Nudeln gemacht. Erst war es sehr komisch, besonders weil mein Mitbewohner nichts gegessen hat und ich somit das Gefühl hatte, als ungehalten zu erscheinen, so spät sich unbedingt noch etwas zu essen machen zu müssen, obwohl man ja auch einfach schlafen gehen könnte. Ich dachte sogar daran, einfach zu warten, bis er im Bett ist, um mich nicht so sehr zu schämen.

Da er dann aber einfach ganz selbstverständlich sitzen blieb und sich weiter mit mir unterhielt, gab ich mir einen Ruck und fing an. Wir saßen dann auch nach dem Essen noch eine ganze Zeitlang da und unterhielten uns sehr gut.

Im Zimmer hatte ich dann eines der wenigen Male ein richtiges Stolzgefühl, eine Mahlzeit geschafft zu haben, keine Erleichterung darüber, dass es vorbei war, gemischt mit ein wenig Reue und schlechtem Gewissen, wie es sonst nach schweren Mahlzeiten der Fall war, sondern reine Zufriedenheit mit mir. Das war schön.

Ich merke nach wie vor, dass sich mein Selbstwertgefühl und somit auch meine Laune noch sehr stark an meiner erbrachten Leistung orientieren. Ich will immer etwas schaffen, leisten und abarbeiten.

(…)

Über Ostern hatte ich ein sehr schönes Wochenende in Hamburg. Das Wetter war super, ich war um einiges entspannter als die vorherige Woche, weil mein Seminar am Montag ausfiel.

Ich lernte zwar täglich einige Stunden in der Sonne, war dabei aber sehr viel entspannter, stand weniger unter Druck, schaffte dennoch viel und war eigentlich immer zufrieden mit mir. Jeden Tag erlebte ich auch etwas Schönes mit Freunden oder Familie und konnte die Zeit wirklich richtig genießen. Das war sehr schön.

Ich hatte auch zwei Gespräche mit Papa, in denen ich versucht habe, ihm zu erklären, wie es mir momentan geht. Zu Beginn des Wochenendes erklärte ich ihm anhand des letzten Wochenendes, wie instabil, verunsichert und sensibel ich noch bin. Versuchte, ihm auch zu erklären, dass Situationen wie vergangenes Wochenende nicht seine Schuld seien, ich ihm aber nur erklären wolle, warum ich vielleicht manchmal so stark auf Kleinigkeiten reagiere, welche Gedanken ich dann habe und wie stark der Mechanismus der Autoaggression noch ist.

Am letzten Abend sprachen wir noch einmal darüber, dass ich oftmals das Gefühl habe, dass er versucht, viele meiner Gefühle zu normalisieren und zu verharmlosen. Nach einem anschließenden Gespräch mit Alex und Johannes kann ich jetzt besser beschreiben, was mich an diesem Verhalten so verletzt und traurig macht.

Indem mir ständig gesagt wird, dass meine momentanen Gefühle normal und die zahlreicher Menschen seien, dass meine Trauer die eines jeden Menschen sei, und die, welche dies nicht behaupten würden, ihre Ängste und Trauer nur unterdrücken würden, nimmt man mir den Mut zu kämpfen.

Man nimmt mir die Hoffnung auf eine Veränderung, eine

Besserung und den Mut, dafür zu kämpfen. Den Mut, meine Gefühle wahrzunehmen, zu verstehen, ihre Herkunft zu verstehen und herauszufinden, was mich glücklicher machen kann.

Wenn all diejenigen, die glücklich sind, ihre Ängste nur unterdrückten, stellte mich das ja vor die Wahl, mich so zu verändern, dass ich mich besser belügen, hintergehen und die Augen vor der Realität verschließen könnte, oder meinen jetzigen Zustand als Endziel dieses auslaugenden Weges, als Spitze des Berges anzusehen.

Zweifelsohne ist meine jetzige Verfassung, meine Stimmung jetzt schon sehr viel besser als noch vor wenigen Monaten in der Klinik. Mit Erleichterung und Zufriedenheit kann ich sagen, dass sich schon einiges verändert hat und der bereits geggangene Weg zwar lang, aber auch erfolgreich war. Und dennoch ist es immer noch kräfteraubend, schwierig, anstrengend und von dem Gedanken des Durchhaltens geprägt. Durchzuhalten, weil ich eben wieder höhere Erwartungen an mein Leben habe und die Vorzüge eines anderen Lebens erfahren will. Ich will glücklich und zufrieden sein, das Gefühl haben, den Anforderungen des Lebens gewachsen zu sein.

Ich will durchhalten, um all das Ersehnte zu erreichen, nur wenn jemand mir sagt, dass ich die Endstation meines Weges schon erreicht habe, meine Sehnsüchte nie erfüllt werden können, dann lohnt sich dieser Kampf für mich nicht. Dann lohnt sich kein Durchhalten, keine Freude über kleine Erfolge, kein Aufrappeln nach erneuten Niederschlägen. All das tue ich mit dem Gedanken, mit der Hoffnung, dass da noch was kommt, dass sich durch die Anstrengungen etwas ändert.

Das Gewicht ist wieder runtergegangen, und nun habe ich

mir wirklich vorgenommen, die kommende Woche durchweg konsequent zu sein und zumindest den Halteplan zu schaffen.

26.04. bis 02.05.

Die Woche war eigentlich ganz in Ordnung.

Ich habe trotz der Zeit in Hamburg und meiner Vorsätze über Ostern 800 Gramm abgenommen. Also habe ich mir das Gleiche für die kommende Woche noch mal vorgenommen, nur mit mehr Nachdruck. Einhalten des Halteplans, auch wenn ich das mit dem Fettgehalt etwas lockerer handhabe.

Der Dienstag war relativ stressig durch die Rückfahrt, meine Unitermine und den Termin bei meiner Psychologin.

Ich habe viel erzählt, auch von der vergangenen Woche, meiner Zeit in Hamburg und den Gesprächen mit Papa sowie meiner Erkenntnis, was genau mich so kränkt bzw. mir so viel Angst macht, wenn andere mich beruhigen wollen, indem sie mir erzählen, dass diese Gefühle der Trauer für jeden Menschen normal sind.

Sie hat auch wieder gesagt, dass ich eben immer so viel alleine unter der Woche arbeite. Das stimmt. Ich will mich und meine Gefühle besser verstehen. Möchte wissen, woher sie kommen und warum ich so fühle, wie ich es tue.

Im Ganzen war die Woche wirklich total ruhig. Ich habe viel gelernt und mich auf eine Prüfung vorbereitet und habe trotzdem versucht, ab und zu mal rauszukommen, um zum Beispiel in den Park zu gehen. Trotz des vielen Lernens habe ich mich doch nicht wirklich unwohl gefühlt. Ich fühlte mich wohl damit, mich gut vorzubereiten. Es gab mir Sicherheit.

Das Essen war trotz meines eindeutigen Vorhabens sehr schwierig. Also, es ist nicht jedes Essen schwierig, sondern am Ende des Tages auf den Plan zu kommen. Obwohl ich mich angestrengt habe, ist es zwar sehr viel besser gelaufen, hat letztendlich jedoch nie ganz gereicht.

Am Freitag war ich auf einem Geburtstag. Das war ein sehr schöner Abend, auch wenn solche gesellschaftlichen Abende mit vielen Kommilitonen immer noch etwas Besonderes sind und für Anspannung sorgen. Ich habe Angst, ein Außenseiter zu sein, weil ich so lange nicht da war, aufzufallen oder auf Ablehnung zu stoßen.

Samstagabend kam es zu einem spontanen WG-Abend. Meine Mitbewohnerin lud uns spontan zu einem gemeinsamen Kochen und Abendessen ein. Das war sehr nett, und ich fühlte mich sehr wohl, so eine schöne Unterbrechung vom Lernen in den eigenen vier Wänden zu haben, ohne mich dazu aufwendig mit anderen verabreden zu müssen. Leider bin ich schon wieder nicht in Anatomie drangekommen. Darüber war ich sehr enttäuscht. Ich fühlte mich sehr gut vorbereitet, hatte viel gelernt und habe mir eine Erleichterung durch einen ersten Punktevorsprung sehr gewünscht und erhofft. Ich wollte einen Lohn für den Aufwand und die Mühe, und der größte Lohn wäre für mich eine Druckentlastung durch eine gute Benotung gewesen.

Mai

Seit Ostern ging es mir eigentlich immer ganz gut. Ich hatte zwar ständig unglaublich viel zu lernen, aber ich war zufrieden.

(...)

Außerdem war es schön zu sehen, dass es mir möglich war, die Anforderungen des vierten Semesters zu erfüllen. Ich merke auch, dass mein Lernen viel effektiver ist als vor einem Jahr und meine Konzentration nachlässt, wenn ich aus Zeitgründen länger nichts gegessen habe.

Bezüglich des Plans versuche ich wirklich, mich anzustrengen, und es lief die Wochen nach Ostern auch etwas besser. Dazu muss ich jedoch sagen, dass ich weiterhin mit dem flexiblen Fettgehalt von vier Fetten rechne, die ich in Kohlenhydrate umrechnen darf. Also ist es eigentlich der Halteplan, an dem ich mich jetzt orientiere.

Das Gewicht konnte ich dabei bis Mitte Mai bei einem BMI von 17,5 und 17,7 halten.

Vergangenen Freitag war ich bei Verenas Geburtstag und habe sie überrascht. Außer Hanne, Celia und Alex kannte ich niemanden, konnte mich aber sehr gut mit vielen unterhalten und hatte wirklich Spaß. Auch Alex hat am nächsten Tag gesagt, dass es sehr erleichternd zu sehen ist, wie ich mich in Gesellschaft wieder anders verhalte.

Trotzdem kennt er mich so gut, dass er sah, wie anstrengend dieses Schauspiel, die Angepasstheit für mich war.

Samstag haben wir dann noch den ganzen Tag zusammen gelernt und Mittag gegessen. Es war wunderschön, so viel Zeit mit ihm zu verbringen.

Am Sonntag hatte ich dann einen kleinen Durchhänger. Vielleicht auch durch die Einsamkeit nach der Zweisamkeit. Auf jeden Fall wirkte sich die schlechte Stimmung auch negativ auf das Lernen aus, wodurch mein Selbstwertgefühl immer weiter sank und es mir noch schlechter ging.

Trotzdem traf ich mich später bei sehr schönem Wetter noch mit Karo und Pia am Rhein. Das tat mir sehr gut, entspannte mich und ließ mich etwas lockerer werden.

Das Wochenende darauf war ich mal wieder in Hamburg.

Allgemein habe ich gemerkt, dass ich in Hamburg sehr viel labiler bin. Meine Stimmung ist schwankender, ich bin viel empfindlicher und viel leichter zu beeinflussen.

Es fällt mir sehr schwer, mir dort meinen eigenen Raum zu bewahren.

Ich habe Angst, ihren Ansprüchen und Erwartungen nicht zu genügen, sie zu enttäuschen, ihren Anforderungen nicht gerecht werden zu können.

Ich nehme jede Geste, jede Anmerkung von ihnen auf. In Köln bin ich diesen Einflüssen nicht ausgesetzt. Ich habe mehr Raum, mich auf mich zu konzentrieren.

Es fällt mir unglaublich schwer, all meine Pläne und die Wünsche der anderen an einem Wochenende unterzubringen, meine eigenen Wünsche unter all denen der anderen noch zu erkennen. Ich versuche, allen gerecht zu werden und meine eigenen Pläne trotzdem umzusetzen, alles unter einen Hut zu bekommen, und scheitere dabei leider meistens.

Es ist ermüdend und anstrengend.

(…)

Mama und Papa haben beide mit mir darüber geredet, dass ich keine Verpflichtungen den beiden gegenüber habe, wenn ich in Hamburg bin. Sie freuen sich, wenn ich mit ihnen Zeit verbringe, haben aber keine Ansprüche an mich.

(…)

In der Woche darauf in Köln ging es mir nicht sehr gut. Ich war unzufrieden und auch gestresst von der kurzen Woche, weil ich ja Freitag schon wieder nach Österreich flog.

(…)

In Österreich habe ich unglaublich viel mit Ariane geredet. Es waren so tolle und helfende Gespräche, weil ich auch bei ihr dieses ehrliche Interesse mit dem tiefen Wunsch, mir zu helfen, verspürt habe. Sie ist einfach auch ein unglaublich toller Mensch, der den Sinn für die Psyche hat und unglaublich viel Liebe aufbringen kann.

Diese Liebe zu verspüren tut sehr gut.

(…)

Das Gewicht am Montag lag bei 50,4 Kilo. Obwohl ich mir der Gefahr bewusst bin, unter die 50 zu kommen, fiel mir das Essen am Nachmittag schon wieder schwer.

Ich weiß, dass die weitere Abnahme ab 49 Kilo unglaublich schnell ging und dass die Gefahr besteht, innerhalb weniger Monate wieder bei demselben niedrigen Gewicht zu stehen wie ein Jahr zuvor.

Wenn man mich vor die Wahl zwischen Klinik und meinem Leben hier stellen würde, wäre meine Wahl total klar. Ich habe wieder erkannt, was mir an meinem Leben hier so gut gefällt, und möchte weder das Studium noch meine Freunde hier missen.

Trotzdem rückt die Gefahr eines neuen Klinikaufenthaltes

zum Zeitpunkt des Essens total in den Hintergrund, und die Gefahr, zu viel zu essen, etwas unnötig zu essen, ist so viel präsenter und reeller, dass es kaum möglich ist, sich dagegen zu wehren.

Diese Einsicht ist schwierig und der Kampf gegen die stärker werdende Krankheit so unglaublich hart und ermüdend.

Die Abnahme habe ich sowohl Montag als auch Mittwoch deutlich beim Training zu spüren bekommen. Ich war schwach und müde, konnte keine Leistung erbringen, und es fiel mir besonders schwer, meinen Körper zu kontrollieren, Spannung aufzubauen, mich zu konzentrieren.

Anzeichen von Schwäche. Das hat mich zum einen erschrocken und zum anderen sehr traurig gemacht. Auf dem Rückweg habe ich mit Mama telefoniert und ihr meine Eindrücke gestanden. Sie war sehr besorgt und wollte direkt hierherkommen.

Es war definitiv ein erster Schritt von mir, ihr das alles so ehrlich zu erzählen.

Schließlich weiß ich, dass ich sie dadurch alarmiert habe und sie nun sehr viel wachsamer sein wird und mit »aufpassen« wird.

Es fühlt sich ein bisschen so an, wie ein bewusster Verrat gegenüber der Krankheit. Zu gestehen, dass ich merke, wie sie wieder stärker wird, statt es zu verheimlichen und ihr dadurch freien Lauf zu lassen.

Juli

Der Juli war sehr schwierig.

Durch Papas Sport kam es dazu, dass wir alle, die ganze Familie, wieder ein paar Tage zusammen in Österreich verbrachten. Kaum waren alle wieder auf einem Haufen, begann jeder wieder seine alte Rolle einzunehmen. Ich fungierte als Vermittler zwischen ihnen, versuchte Konflikte, Spannungen und Unstimmigkeiten aufzuspüren, bevor sie eskalierten. Neben dem ganzen Trubel zu lernen klappte überhaupt nicht. Ich hatte das Gefühl, wieder komplett die Kontrolle zu verlieren, war verunsichert und total überfordert. Der Kontrollverlust machte mir total Angst. Zunehmend versuchte ich, die Kontrolle anders zurückzugewinnen, suchte nach Fehlern bei mir, versuchte, mich derart anzupassen, dass die Situation einfacher wurde, verlor mich selbst vollkommen bei dem Versuch, durch Perfektion die Kontrolle zurückzugewinnen.

Ich kenne diese Angst vor Kontrollverlust sehr gut und versuche sie stets durch extreme Kontrolle über Geld und Essen in den Griff zu bekommen.

Irgendwann hat es mir dann mal gereicht. Da konnte ich nicht mehr, bin wie ein Häufchen Elend zusammengebrochen, habe nur noch geweint und mich nur sehr schwer beruhigt.

Das Gewicht ging runter. Als ich Anfang Juli aus Österreich zurückkam, hatte ich die 50-Kilo-Grenze erstmals wieder unterschritten.

Zurück in Köln versuchte ich ein wenig Ruhe zurückzugewinnen und mich auf die Klausuren zu konzentrieren.

Ich versuchte, für die Prüfungen zu essen und somit dem

Studium den Vortritt vor der Anorexie zu geben. Trotzdem bereiteten mir bereits minimale Gewichtszunahmen große Angst, und diese Angst blockierte meine Gedanken, beschränkte mein Konzentrationsvermögen auf das, was mich eigentlich beschäftigen sollte – meine Klausuren.

Ich schaffte die Klausuren und war erleichtert. Gleichzeitig brach damit aber mein Motivationsfaktor bezüglich des Essens weg, und ich nahm weiter ab.

Zu dem Zeitpunkt hatte ich auch ein sehr ehrliches Gespräch mit einer meiner besten Freundinnen hier in Köln. Sie versuchte, mir zu verdeutlichen, wie wichtig es für mich war, einen erneuten Klinikaufenthalt zu verhindern, um nicht noch mehr den Anschluss im Studium und Leben hier in Köln zu verlieren.

Für ein Praktikum fuhr ich Ende des Monats wieder nach Hamburg, um dort den August zu verbringen.

Nach den Erfahrungen des vergangenen Monats in Österreich hatte ich sehr viel Respekt vor der Zeit in Hamburg.

Ich nahm mir fest vor, meine Wünsche und Bedürfnisse nicht unter denen der anderen zu verlieren, und aufzupassen, mich selber nicht zu verlieren.

Am ersten Praktikumstag hatte ich dann ein sehr schockierendes Erlebnis. Ich bin das erste Mal fast umgekippt. Ich nehme an, dass mein Blutzucker einfach zu niedrig war. Auf jeden Fall spürte ich mitten in der Visite, wie mir zunehmend schwindlig wurde, meine Ohren zu sausen begannen, ich einen totalen Schweißausbruch bekam und alle Stimmen nur noch sehr gedämpft wahrnehmen konnte. Ich konnte mich gerade noch ohne großes Aufsehen auf die Toilette retten, wo ich Zeit hatte, mich ein bisschen zu fangen. Dieser komplette Kontrollverlust hat mich wirklich sehr erschreckt und alarmiert. So sehr, dass ich Papa am Abend davon erzählte. Von nun an musste ich morgens zumindest ein Obst oder eine halbe Scheibe Brot frühstücken.

August

Ich hatte eine Gewichtszunahme von einem Kilo auf der Waage in Hamburg. Was sich für mich auch tatsächlich als Zunahme angefühlt hat und mich innerlich zur Kontrolle und Disziplin ermahnte.

Die erste Augustwoche ist recht schnell vergangen. Bis auf Donnerstag hatte ich die gesamte Woche Frühdienst und immer gut zu tun. Je besser ich mich auskenne, je mehr ich selber arbeiten kann, desto mehr Spaß macht das Praktikum.

Zum Glück habe ich hier die Möglichkeit, wieder bei meiner alten Mannschaft mitzutrainieren.

Durch das Training, das Praktikum und die Freunde, die ich treffe, bin ich sehr viel unterwegs und brauche zwischendurch Zeit für mich alleine.

Ich esse mittags wieder viel lieber alleine und schäme mich vor anderen besonders über die Mengen an Gemüse, die ich esse. Wenn ich alleine bin, ist es nicht so schlimm, weil ich weiß, dass es kaum Kalorien hat, aber vor anderen habe ich Angst, gefräßig und gierig zu wirken.

Ich habe immer das Gefühl, unter Beobachtung zu stehen und mich rechtfertigen zu müssen.

Die Abende in Gesellschaft mit Alex, Leonie, Theo, Suhela und Johannes und Co. waren sehr schön. Es ging mir gut, und ich habe mich wohlgefühlt.

In der Zeit, in der ich in Hamburg bin, habe ich auch wieder Termine bei Prof. Schulte-Markwort. Der hat sofort festgestellt, dass ich abgenommen habe, und meinte auch, dass ich wieder depressiver wirkte.

Er fragte mich, woher dieser Rückschritt käme, und war böse über die erneute Selbstaufopferung, die ich in Österreich gezeigt hatte.

Ich glaube, er war enttäuscht über meine Machtlosigkeit gegenüber dieser Selbstaufgabe, trotz meiner bewussten Wahrnehmung davon.

Er nannte meinen Zusammenbruch in Österreich einen prä-suizidalen Zusammenbruch und will meinen Zustand nun engmaschiger kontrollieren.

(…)

Er gab mir eine neue Gewichtsuntergrenze, ab der ich wieder eingewiesen werden sollte. So schrecklich die Vorstellung auch war, nur fünf Monate nach der Entlassung bereits wieder eingewiesen zu werden, ein Teil von mir war auch sehr froh und erleichtert über diese klare Grenze. Merke ich doch, dass es mir wieder deutlich aus der Hand gleitet.

Ich brauche eine Grenze, ein Druckmittel, etwas, was mir den Weg nach unten entschieden versperrt, mir die Verantwortung zur Bestimmung des untersten Gewichtes abnimmt. Mich aus der Verantwortung zur Entscheidung zieht, was »noch tragbar und möglich« ist.

(…)

Auf dem Weg zum Abendessen ist die Anorexie trotz des vorhergehenden Gespräches voll mit mir durchgegangen. Ich habe vom Block House eine Nährwerttabelle im Internet gefunden, war schockiert über die hohen Angaben und meine Fehleinschätzungen und habe richtig Angst bekommen. Wir sind dann doch ins Plaza gegangen, und ich habe mal wieder eine Sonderbestellung abgegeben und eindeutig das bestellt, wo ich am wenigsten Angst verspürt habe und doch dachte satt zu werden, da ich den Tag über noch kaum etwas gegessen hatte und ziemlichen Hunger hatte.

Abends habe ich Papa dann die ersten Seiten des Buches mit Schulte-Markworts Kommentaren gegeben. Er hatte noch nie etwas von meinen Texten gelesen und kam ziemlich sprachlos und mit Tränen in den Augen zu mir und wusste nicht so recht, was er sagen sollte. Er meinte, ihm fehle das richtige Wort, um seinen Eindruck zu beschreiben, nannte es aber den »Hammer« und »außerordentlich berührend«. Ihm war nicht klar, wie grausam und schwierig die ersten Essen in der Klinik für mich waren. Er wusste, dass es schwer war, aber nicht, welche Gefühle genau ich verspürte hatte, und hatte viele weitere Fragen, auch bezüglich der Expertenkommentare.

Am nächsten Tag, dem Freitag, ging es mir zunehmend schlechter. Ich war einfach unglaublich müde, erschöpft und ausgelaugt. Ich war enttäuscht, dass mir das Essen nach dem Termin bei Prof. Schulte-Markwort nicht leichter fiel, war mal wieder erschrocken und schockiert über die anorektische Kraft in mir, fühlte mich hilflos und ausgeliefert. So sehr es mich auch schockierte, ich begann zu resignieren.

Auf dem Weg zum Training habe ich bereits mit Marie telefoniert. Ich musste einfach mit jemandem sprechen, der diese immense Kraft kennt, jemandem, der sich vorstellen kann, wie sehr man von ihr besessen und gefangen sein kann. Wie frustrierend, beängstigend und hoffnungsraubend diese Macht ist.

Das Training verstärkte meine Laune nur, weil ich richtig fühlen konnte, wie ich am Ende meiner Kräfte war. Ich konnte keine Leistung vollbringen, fühlte mich hoffnungslos und schlecht. Es raubte mir jede Hoffnung, weiter gegen die Anorexie kämpfen zu können.

Eigentlich wollte ich mich nur hinlegen und schlafen, aber wir hatten Theaterkarten, und nachdem ich bereits früher vom Training gegangen war, hatte ich nicht das Gefühl, faul sein zu dürfen, und gönnte mir keine Pause.

Meine Stimmung war sehr schlecht, ich war sehr, sehr traurig und hoffnungslos. Während des ganzen Stückes hatte ich schlimme Gedanken. Ich empfand die Nutzlosigkeit und Hoffnungslosigkeit dieses Kampfes und verstand nicht, warum ich das Leben nicht auf die Reihe bekam. Meine allergrößte Angst ist nicht, den Kampf zu verlieren, sondern dass er nicht endet, dass er ewig anhält.

Es ist so unendlich ermüdend. Es ist wie ein schweres Puzzle, welches man mit viel Arbeit, Anstrengung und Zeit zu lösen versucht. Kommt man nun selber oder andere gegen den zaghaft aufgebauten Rand und zerstört das zarte Gerüst, so ist das frustrierend, traurig und ärgerlich. Passiert das mehrere Male, so beschließt fast jeder irgendwann mal, das Puzzle aufzugeben, es liegen zu lassen und sich eine andere Beschäftigung zu suchen.

Ich versuchte zu verstehen, was die anderen Menschen am Leben hält, was sie teilweise, trotz schlimmerer Schicksalsschläge, essen lässt. Ich wollte verstehen, warum sie alles im Griff zu haben scheinen, warum sie nicht daran zweifeln, leben zu wollen, und warum sie so voller Glück und Zufriedenheit zu sein scheinen.

Obwohl mir viele Dinge und Orte auf dieser Welt einfielen, die so wunderbar und toll, so voller Schönheit sind, dass sie einen Menschen glücklich machen konnten, wurde mir sogleich bewusst, dass ich all dies momentan nicht genießen könnte.

Ich suchte nach einem Ausweg aus dieser Situation und kam zu dem Schluss, dass ich zu wenig über den Tod wusste, um ihn mit dem Leben vergleichen zu können.

Ich war sehr, sehr traurig und wollte einfach nur weg, hatte Mühe, mich in der Gesellschaft zusammenzureißen.

Samstag war ich nach dem vorherigen Tag überwiegend erschöpft und brauchte Zeit, mich zu sortieren und Ruhe zu finden.

Am Sonntagnachmittag hatte ich dann erneut ein richtiges Tief. Ich merkte, wie ich zunehmend unruhig wurde, rauswollte, unzufrieden war. Ich beschloss, alleine an die Alster zu fahren. Ich wollte spazieren gehen, das Wetter war schön. Dachte, dass ich mit einem Buch, guter Musik und Bewegung Ruhe finden würde.

Schon am Ende der Straße merkte ich, dass es nicht klappen würde. Zu tief war ich schon wieder in der Traurigkeit, zu sehr mein Widerstand gebrochen, zu schnell hat mich die Traurigkeit, trotz meines Fluchtversuchs, eingeholt.

Es schnürte sich in mir alles zusammen. Ich hatte Bedenken, alleine an die Alster zu fahren und meinen Gefühlen alleine ausgeliefert zu sein. Ich wusste nicht, ob es gut war, war mir nicht mal sicher, ob ich es wollte, aber ich versuchte Theo zu erreichen.

Ich konnte ihn mehrmals nicht erreichen. Mit jedem Fehlversuch stieg meine Verzweiflung, meine Angst, dem Ganzen alleine ausgesetzt zu sein.

Letztendlich erreichte ich ihn doch noch, er kam mit, und das war wunderbar. Wir sind mit seinem Hund einmal ganz um die Alster gelaufen, haben zwischendurch kurz über meine Lage gesprochen, aber dann auch wieder über ganz andere Dinge. Der Wind hat uns um die Ohren gepustet, während sich die Sonne immer wieder zwischen den Wolken hervorkämpfte. Es half mir, mich ein wenig freier und gereinigter zu fühlen.

Von Beginn an wusste er, wie schlecht meine Stimmung war. Er sagte gleich, dass ich mich am Telefon sehr schlecht angehört hätte, und trotzdem blieb Raum und Zeit für Ablenkung. Er teilte mein Leid mit mir, ich war nicht mehr einsam damit, und er half mir gleichzeitig, den Blick auch wieder auf anderes zu richten.

Er wollte mich nicht »heilen«, versuchte nicht auf mich einzureden, meine Stimmung zu bessern, sondern er ließ mich einfach spüren, dass er wusste, wie es mir ging, und dass er daran Anteil nahm. Und das half.

Im Laufe der Woche habe ich mich wieder ein wenig gefangen. Es ging mir nicht plötzlich viel besser, aber ich halte es aus. Ich funktioniere.

Ende August fuhr ich mit Freunden noch eine Woche nach Italien. Ein sehr schöner Urlaub mit wertvollen Menschen, viel Spaß und Genuss. Aber leider mit einem Gewichtsverlust unter einen BMI von 16,5. Zum Glück fuhr ich direkt weiter nach Österreich, ohne dazwischen einen Termin bei Prof. Schulte-Markwort zu haben.

September

Nachdem ich Montag wieder in Hamburg angekommen bin, hatte ich mittags direkt ein Gespräch bei Prof. Schulte-Markwort.

In Österreich habe ich wieder über die kritische Grenze zugenommen und hielt mich bei einem BMI von knapp unter 17.

In Italien habe ich gemerkt, dass das Wohlfühlen alleine mich leider nicht zum Essen bringen kann. Leider ist dafür auch sehr viel Disziplin nötig. Es ging mir gut, ich habe die Zeit genossen und trotzdem in dem Urlaub 2 Kilo abgenommen.

Obwohl Schulte-Markwort es anerkannt hat, dass ich seine Mahnung ernst genommen habe und die fehlenden 2 Kilo wieder zugenommen habe, sieht auch er, dass ich momentan schon wieder sehr lange auf diesem Level stagniere und mal wieder einen Schritt nach vorne machen muss.

Ich habe das Gefühl, dass ich mich ständig immer wieder knapp über die Klinikgrenze rette, aber nicht in einen »sichereren«, ein wenig »entspannteren« Bereich komme. Sobald ich wieder über der magischen Grenze bin, übergebe ich der Anorexie die Kontrolle, die Steuerung, bis sie mich wieder unter die Grenze wirtschaftet und ich mich kurzfristig wieder darüberretten muss. Das ist anstrengend, raubt Kraft und Energie.

Wir haben viel darüber gesprochen, dass ich nach wie vor ständig versuche, mich zu verbessern und zu verändern. Ich beobachte andere, vergleiche sie mit mir und versuche so, meine »Fehler«, meine »Mängel« herauszufinden und mich zu perfektionieren.

Ich kann mich nicht so akzeptieren, wie ich bin, bin immer

auf der Hut, immer bereit, die Eindrücke und Einflüsse anderer aufzunehmen.

Ich merke auch, wie sensibel ich nach wie vor gegenüber indirekter Kritik an meiner Person oder meiner Art bin.

Schon Kleinigkeiten beschäftigen mich sehr und lassen mich an mir selber zweifeln. Das ärgert mich wiederum sehr, weil ich nicht so ein komplizierter Mensch sein will, mit dem irgendwann keiner mehr umzugehen weiß, weil jeder Angst hat, etwas Falsches zu sagen.

Außerdem merke ich, dass ich mich oftmals an dem Genuss anderer bereits erfreuen kann. So wie der Geruch guter Speisen mir meist schon den Anschein vermittelt, mich sättigen und befriedigen zu können.

Trotzdem überkam mich in Italien zwischendurch auch die Traurigkeit darüber, nicht genauso losgelassen und glücklich sein zu können wie die anderen.

Trauer darüber, mich trotz starker Bemühungen und dem großen Verlangen nicht auch so leicht, glücklich und zufrieden fühlen zu können. Es ist die Angst, dieses Ziel niemals erreichen zu können.

(…)

In der laufenden Woche ging es mir zunehmend schlechter. Ich fühlte mich einsam, verlassen, alleine und hilflos, und irgendwie war tatsächlich keiner da, sondern sowohl Familie als auch Freunde in der Welt unterwegs.

(…)

Mein Essverhalten hat sich leider wieder stark verschlechtert. Ich versuche, vor allem tagsüber möglichst wenig zu essen, mich mit kalorienarmen Dingen wie Rohkost oder Brühe zu sättigen, und habe dann abends gar nicht mehr die Möglichkeit, bis zu dem »Ziel« aufzuholen, und trotzdem ein unendliches Völlegefühl im Magen. Sehr unangenehm.

(…)

Der ständige Kampf in mir um jede Entscheidung, jede Tätigkeit, jeden Energieaufwand und vor allem jede Nahrungsaufnahme, um Zwang und Disziplin ist zermürbend und erschöpfend.

Es raubt mir die Motivation und Zuversicht.

Ich fühle mich verloren, weiß nicht mehr, was ich eigentlich will, was richtig und was falsch ist. Ich habe das Gefühl, vollkommen den Pfad verloren zu haben, lass mich ständig irritieren und habe zunehmend auch das Vertrauen in die Ratschläge anderer verloren. Ich werde immer misstrauischer den anderen gegenüber, weiß nicht mehr, wer eigentlich recht hat, und habe dabei auch noch das Vertrauen in meinen eigenen Instinkt verloren.

Alle anderen drängen mich zur Zunahme und zu mehr Essen. Mein Instinkt warnt mich vor jeder Nahrungsaufnahme und jedem Gramm zu viel.

Ich weiß nicht, wo ich stehe, wem ich vertrauen kann und was der richtige Weg ist.

Wer gibt eigentlich vor, was ein gesundes Gewicht ist und was richtig ist? Was ist, wenn mir einfach nur keiner den Triumph über den eigenen Körper gönnt und mir nur deshalb zur Zunahme rät, weil es so für die Gesellschaft bequemer ist?

Es ist schwierig, voranzuschreiten, wenn man eigentlich gar nicht mehr richtig weiß, was das Ziel ist.

(…)

So gerne würde ich mich einmal mit den Augen der anderen sehen, verstehen, warum sie sich solche Sorgen machen, und sehen, was sie scheinbar sehen.

(…)

Im Gespräch mit Prof. Schulte-Markwort ging es darum, wofür es sich zu kämpfen lohnte. Ich dachte an die schönen Orte dieser Welt. Neben Tibet die chinesischen Regenwälder, in Südostasien gibt es noch so viele andere Plätze, die ich gerne noch sehen würde. Prof. Schulte-Markwort hatte die Idee, einen etwas näher gelegenen Ort doch als Belohnung für die nächsten Semesterferien auszuwählen. Als Auflage sollte ein BMI von 17,5 über das gesamte Semester hinweg gelten.

(…)

Das Gewicht war heute so niedrig, dass ich es Prof. Schulte-Markwort nicht sagen wollte, damit er keine Konsequenzen treffen muss. Er hat die Sorge, dass er es zu lange so weiterlaufen lässt, besonders weil ich mit ihm letztes Jahr auch schon eine letzte Chance abgesprochen hatte und letztendlich doch in die Klink musste.

Ich bin mir bewusst, dass ich jetzt ab heute in dieser Woche wirklich eine Menge ändern muss, um in zwei Wochen mein Studium in Köln fortsetzen zu können.

Vorweihnachtszeit

Ab 15.12.2011

Ich fange wieder an zu schreiben.

Es ist Mitte Dezember, die Vorweihnachtszeit.

In der Uni läuft es ganz gut. Ende November war es sehr stressig und viel.

Jetzt ist es ruhiger. Die nächsten Prüfungen sind erst Ende Januar. Trotzdem verspüre ich oft den Druck, mehr arbeiten zu müssen. Jetzt schon zu lernen, die Vorlesungen nachzubereiten, die Themen aus dem Oktober und November aufzuarbeiten, etwas zu leisten.

Etwas zu leisten beruhigt mich und gibt mir Selbstbestätigung.

Das Gewicht pendelt seit Anfang Oktober zwischen einem BMI von 16,2 und 16,7. Also weit entfernt von der 17,5 …

Momentan leide ich wieder sehr an den körperlichen Auswirkungen der Anorexie. Außerdem merke ich deutlich, wie ich mich verändere. Zunehmend falle ich in alte, verhasste Verhaltensmuster, versuche andere bezüglich des Essens auszutricksen und ihnen etwas vorzuspielen.

Nach meiner Situs-Klausur hat meine Trainerin mich auf mein Gewicht angesprochen. Sie war sehr direkt und offen, hat nichts beschönigt und wollte von mir klare Handlungsschritte für die Zukunft hören. Ihre Klarheit, Direktheit und Schonungslosigkeit, zusammen mit aufrichtiger Besorgnis, taten mir sehr gut.

Nach einem längeren Gespräch haben wir vereinbart, dass

ich ihr jeden Montag schreiben würde, ob ich abgenommen habe oder nicht, und dass ich bei einer Abnahme nicht zum Training kommen dürfte.

So hart es auch für mich sein würde, nicht zum Training zu dürfen, ich hatte das Gefühl, dadurch wieder ein bisschen Sicherheit zu bekommen und jemandem Rechenschaft schuldig zu sein.

Die Freunde, denen ich von dieser Abmachung erzählte, haben natürlich direkt gefragt, ob ich meiner Trainerin gegenüber immer ehrlich sein könne. Das habe ich ganz selbstverständlich bestätigt! Die Vorstellung, sie anzulügen, war mir damals unvorstellbar.

Und letzten Montag habe ich es dann doch getan.

Nach einem fürchterlich anstrengenden Samstag bei Uromis 100. Geburtstag hatte ich am Montag abgenommen.

Ich zog daraus die Konsequenz, den Plan zu erhöhen um ein Fett und ein Kohlenhydrat, und wusste, dass ich eigentlich nicht zum Training durfte. Aber ich hatte doch so Lust darauf, war motiviert und hatte ein sehr, sehr schlechtes Gewissen gegenüber der Gruppe. Also überlegte ich mir, einfach zu behaupten, ich hätte mich nicht gewogen, weil ich erst an dem Tag vom Geburtstag wiedergekommen sei.

Meine Trainerin zitierte mich gleich zu sich und fragte, warum sie keine Mail erhalten hätte. Ich log meine Geschichte zusammen.

Sie fragte mich, wie mein Eindruck war, wie es momentan liefe, und sagte sofort, dass sie das Gefühl habe, dass es überhaupt nicht gut lief und sich nichts verändert hätte.

Ich würde weiter abnehmen und an Kraft verlieren und müsse mir ehrlich überlegen, wie es weitergehen sollte, denn sie sah so überhaupt keine Besserung.

Ich glaube, sie war verärgert und enttäuscht, aber vor allem auch sehr, sehr ratlos.

Das Gefühl, sie zu enttäuschen, war sehr schlecht, und ich suchte nach Ausreden. Aber gleichzeitig war ich dankbar und ein wenig erleichtert, dass da jemand war, der anscheinend aufpasste, der ehrlich zu mir war und der es schaffte, die Strenge über mich auszuüben, die ich selber nicht aufbringen konnte.

Nachdem ich am Dienstag mit meiner Psychotherapeutin darüber gesprochen habe, habe ich ihr eine Mail geschrieben, dass sie recht hat und ich abgenommen habe. Mittwoch bin ich nicht zum Training gegangen.

Hi Julie,
mir wäre es auch viel lieber, wenn ich nicht recht gehabt hätte. Ich hoffe, du schaffst es, alles zu essen, was dein Plan vorsieht. Hypnose ist auf jeden Fall einen Versuch wert.
Hattest du Dich schon mal nach einer engmaschigeren Betreuung durch einen Psychologen erkundigt? Ich hatte noch die Idee, dass es vielleicht so eine Art Wohngruppe gibt, in der man mit anderen Essgestörten wohnt und betreut wird. Ich weiß nicht, ob so was etwas für Dich wäre und ob es so was gibt.
Wenn du möchtest, erkundige ich mich mal, oder du kannst Dich ja auch selber mal erkundigen oder deine Psychologin fragen. Sie müsste das ja auch wissen.

Es wird auf jeden Fall Zeit, dass du aus diesem Teufelskreis rauskommst!

LG

Es war für mich überhaupt keine Frage, meiner Psychologin die Wahrheit über mein Gewicht zu erzählen. Dem Druck des schlechten Gewissens konnte ich eh schon kaum standhalten. Bereits am Montagabend versuchte ich verzweifelt, Alex zu erreichen und ihm die Wahrheit zu gestehen und ein bisschen von dem schlechten Gewissen erlöst zu werden.

Ich wollte weder von jemandem in Schutz genommen werden, noch wollte ich jemanden schockieren. Es musste also jemand sein, der ehrlich und direkt mit mir ist, dem ich aber auch in der Vergangenheit schon vieles gebeichtet hatte und der sich meiner Abgründe somit bewusst war.

In der Therapie sprachen wir darüber, wie wichtig mir die Meinung anderer ist. Wie sehr ich die Bestätigung der anderen brauche, um gegen die Krankheit anzukämpfen. Mir müssen die Folgen und Wirkungen der Krankheit immer wieder von anderen vor Augen geführt werden. Es ist so, als ob ich ihre Erlaubnis bräuchte, mich gegen die Krankheit wehren zu dürfen, bzw. ihre eindringliche Überzeugung, mich wehren zu müssen.

So schwer es mir in dem akuten Moment fällt, mit der Besorgnis und Bestürzung anderer umzugehen, so sehr brauche ich sie eigentlich, um mir meiner Ziele immer wieder bewusst zu werden und den Weg gezeigt zu bekommen.

Momentan fällt es mir sehr, sehr schwer, die Krankheit zwar ernst zu nehmen, aber trotzdem die schönen Seiten des Lebens zu genießen und zu versuchen, glücklich zu sein. Ich möchte nicht ständig nur über dieses eine Thema reden. Ich bin es leid, die Krankheit immer wieder auszudiskutieren und mich ständig erklären zu müssen.

Aber manchmal habe ich Angst davor, dass ich und die anderen die Krankheit einfach so akzeptieren und uns damit abfinden. Denn auch dann hätte ich keinen Grund mehr, gegen sie anzukämpfen.

(…)

Am Wochenende waren wir bei Sabrina zu Hause. Ein kleines Weihnachtswochenende in der Natur mit Karo, Pia, Merle und Sabrina.

Bei aller Vorfreude hatte ich sehr viel Respekt und auch ein bisschen Angst vor dem Wochenende. Vor dem ständigen Kontakt mit den anderen, dem Essen, den Kommentaren, der Beobachtung und meiner Empfindlichkeit für die Beurteilung anderer.

Aber ich muss wirklich sagen, dass es, trotz aller Anstrengungen, ein unglaublich schönes Wochenende war. Ich bin überwältigt von der Freundschaft zwischen uns, dem Vertrauen und der Geborgenheit, die ich spüre, wenn ich es nur zulasse. Ich bin gerührt von ihrem Einfühlungsvermögen und vor allem von der Fähigkeit der anderen, einfach in jeder Situation richtig gehandelt zu haben. Es ist schwierig zu erklären, aber an diesem Wochenende gab es durch die viele Zeit zusammen eine Reihe von potenziellen Minenfeldern für die anderen. Es gab unendlich viele Situationen, in denen sie mich hätten verunsichern oder verletzen können, und doch ist es kein einziges Mal passiert.

Es wurde kaum über die Krankheit gesprochen und schon gar nicht beim Essen zur Sprache gebracht. Trotz aller Befürchtungen hatte ich nicht das Gefühl, dass sie mein Essen beurteilen oder beobachten würden, sondern sie verhielten sich total natürlich. Das beruhigte mich sehr. Ich habe das Gefühl, dass sie viel von der Krankheit verstanden haben, dass sie mittlerweile wirklich wissen, was für ein Kampf es für mich ist.

Ihr Mitwissen über diese Bürde, ihr stilles Mitfühlen hilft mir, mich nicht so alleine damit zu fühlen. Ich habe das Gefühl, auch ohne viele Erklärungen verstanden zu werden.

Gleichzeitig ignorieren, verharmlosen oder banalisieren sie es kein Stück. Ich darf bei ihnen glücklich sein, lachen und einen schönen Abend verbringen, ohne dass sie von mir erwarten, dadurch sofort gesund zu sein. Sie freuen sich mit mir über gute Tage, ohne dabei die Krankheit zu vergessen, und das gibt mir sehr viel Rückhalt.

Als wir dann am Freitag in der Hütte doch darüber gesprochen haben, haben sie mir ernsthaft ins Gewissen geredet und ohne jeglichen Vorwurf die Konsequenzen der Krankheit für mich aufgeführt. Fernab von meiner Entscheidung für oder gegen einen erneuten Klinikaufenthalt ging es um nahe Ziele wie das Physikum oder spätere Anstellungen. Sie glauben nicht, dass ich in meinem momentanen Zustand das Physikum schaffen würde. Dadurch, dass sie das Ganze ja erst vor Kurzem hinter sich gebracht hatten und während des ganzen Gesprächs überhaupt nicht dramatisierend oder übermäßig emotional, sondern recht neutral waren, konnte ich dieser Einschätzung vertrauen und mir ihre Bedenken zu Herzen nehmen.

Außerdem haben mir Karo und Pia erzählt, dass sie sich nach dem Twilight-Film darüber unterhalten haben, wie ich wohl die Szene mit Bellas Schwangerschaft, in der sie so abgemagert und ausgemergelt ausgesehen hatte, gesehen habe. Wie ich mich wohl dabei gefühlt haben muss, und ob ich die

Szene auch als so schlimm und schockierend empfunden hätte. Ich erinnere mich, dass ich sie als unglaublich ausgemergelt, ungesund und zerbrechlich gesehen habe, doch ich habe dabei aber keinerlei Zusammenhang mit mir verspürt. Die beiden meinen, ich sähe momentan mindestens genauso abgemagert aus, wenn nicht sogar schlimmer. Es ist erschreckend, wie groß offensichtlich die Diskrepanz zwischen dem ist, wie andere meinen Körper sehen und ich mich selber im Spiegel wahrnehme.

Auf der Hütte habe ich sehr ehrlich über meinen momentanen Zustand gesprochen. Ich habe ihnen von den Problemen erzählt, Geld für mich auszugeben, von der Lüge bezüglich des Trainings und den körperlichen Beschwerden. Auch hier reagierten sie nicht verletzend oder schockiert. Sie verharmlosten nichts, drückten ihre Besorgnis aus, aber ich hatte das Gefühl, ihnen die Wahrheit anvertrauen zu können, sie damit belasten zu können, ohne sie zu überfordern und zu verschrecken. Das ist unglaublich erleichternd und beruhigend. Ich kann ihre Liebe und Sorge besser annehmen, wenn ich weiß, dass sie all meine Schwächen kennen und mich dennoch unterstützen. Es ist so, als hätte ich sonst das Gefühl, ihre Hilfe nicht verdient zu haben.

Ich habe ihnen auch erzählt, wie schwierig es mittlerweile für mich ist, Geschenke anzunehmen oder Dinge von anderen zu benutzen. Ich traue mir selber nicht und habe Angst, vor lauter Geiz zum Schmarotzer zu werden und die Menschen, die mir wichtig sind, auszunutzen.

Am nächsten Tag gingen wir nach einem schönen Tag in der Stadt abends noch weg. Davor hatte ich ein richtiges seelisches und körperliches Tief. Ich spürte einfach die Anstrengung der vergangenen dreißig Stunden sehr deutlich. Die ständige Gesellschaft, die körperlichen Anstrengungen, der innere Kampf ums Essen. Der Ausgleich zwischen der Angst vorm Essen und der Angst vor der Krankheit, vor einer weiteren Gewichtsabnahme und erneutem Trainingsverbot. Ein Kampf, eine innere Diskussion, die ständig und unaufhaltsam abläuft und sich zum Montag hin immer noch verstärkt.

Die anderen merkten jedoch meine Niedergeschlagenheit, und so konnte ich ihnen auch das ganz ehrlich erklären. Wir vereinbarten dann, dass ich, wenn ich keine Lust mehr hätte, einfach alleine im Taxi nach Hause fahren könnte, ohne dass die anderen besorgt oder traurig seien.

Letztendlich hatten wir einen sehr schönen Abend.

Nun geht es nach Hamburg, und ich bin sehr gespannt, wie die zwei Wochen werden. Ich bin schon auch ein wenig ängstlich. Zwar ist das Gewicht noch nicht merklich hochgegangen, aber trotzdem klappt das Essen nach dem Plan momentan wieder besser, und ich habe wahnsinnige Angst, durch die ganzen Einflüsse in meiner Heimatstadt wieder verunsichert zu werden.

(…)

Weihnachten war sehr, sehr schön. Es war wirklich sehr schön, entspannt und besinnlich.

Zwischen den Feiertagen hatte ich Mittwoch und Donnerstag mal zwei schlechtere Tage. Ich musste eigentlich sehr viel lernen, hatte aber überhaupt nicht die Ruhe dafür und ständig nur das Gefühl, wertvolle Zeit mit meinen Freunden zu verpassen, wodurch das Lernen sehr ineffektiv wurde und ich sehr unzufrieden mit mir selber war.

Letztendlich war es Mittwoch nämlich so, dass ich den ganzen Tag alleine zu Hause war, und da überkam mich dann doch sehr viel Ungeduld, Unzufriedenheit, unbefriedigter Bewegungs- und Tatendrang. Trotzdem musste ich auch den Abend alleine verbringen, da ich durch meine Unzufriedenheit tagsüber viel zu wenig gegessen hatte und abends noch einiges nachholen musste.

Der Donnerstag verlief tagsüber ähnlich, nur war ich abends noch bei meiner alten Mannschaft auf der Weihnachtsfeier eingeladen, was sehr schön war.

(…)

Oftmals kommt mir der Gedanke, ob es sich mit dem momentanen Gewicht vielleicht nicht doch ganz gut leben lässt, ob es nicht schöner wäre, die momentane Situation zu akzeptieren und das Leben eben mit einem BMI von 16,5 zu genießen.

Es ist schwierig, die gute Stimmung und die Ernsthaftigkeit der Krankheit im Gleichgewicht zu halten. Es ist schwierig, schöne Momente und gute Tage voll zu genießen und trotzdem die Notwendigkeit zu sehen, gegen die Krankheit anzukämpfen.

Es ist schwierig, zu sehen, wie auch der Kampf gegen die Krankheit mich manchmal am Genuss des Lebens hindert.

Wenn ich es schaffen will, den Plan einzuhalten, dann muss ich dafür auf anderes verzichten. Kann abends nicht spontan noch unterwegs sein, wenn ich noch nicht genug gegessen habe, weil ich es eben noch nicht schaffte, vor anderen, in Gesellschaft, genug zu essen. Während es für andere eine Selbstverständlichkeit ist, ist es für mich eine Pflicht, die ständig eingeplant werden muss und mich an vielem hindert. Erst wenn ich wieder richtig gesund bin, kann ich das Leben mit all seinen Schönheiten wieder in vollem Umfang für mich nutzen.

(…)

Silvester war sehr, sehr schön. Svea, Pia und Karo sind aus Köln gekommen, und so konnte ich mit all meinen Freunden gemeinsam Silvester feiern.

Der Abend war extrem entspannt und hat mir sehr, sehr viel Spaß gemacht.

Auch Neujahr war extrem entspannt und schön, unter so lieben Menschen aufzuwachen und in den Tag zu starten.

Gestern habe ich nachmittags bei Alex gelernt, was trotz viel mehr Ablenkung sehr viel besser geklappt hat, weil ich mir nicht so einsam vorkam. Das war sehr schön.

Und ich habe es geschafft, die Krankheit ein Stück weiter zu bekämpfen. Während wir gelernt haben, hat seine Mama gekocht, und eigentlich wollte ich nach Hause, bevor sie essen, und den Konflikt somit umgehen, aber dann fühlte ich mich so wohl da und wollte mir das nicht von der Krankheit schon wieder wegnehmen lassen, also bin ich einfach geblieben. Ich habe mich gegen die Krankheit gestellt und mit den anderen gegessen. Und es war sogar gut. Natürlich war die Angst da, und leicht war es definitiv nicht, aber ich habe das Essen einfach in den Tag integriert und es einmal geschafft, das Essen nicht meinen kompletten Tag bestimmen zu lassen.

Der erste Hypnosetermin

Januar 2012

Letzte Woche Montag hatte ich meinen ersten Hypnosetermin. Ich war schon die Woche davor sehr angespannt diesbezüglich. Als ich mich Ende November auf diesen Termin eingelassen habe, kam mir das Ganze noch unglaublich weit weg vor, und ich hatte absolut keine Intuition, darüber nachzudenken.

Ich hatte große Angst vor der Hypnose. Angst, wieder falsche Hoffnungen zu haben und vor einer neuen Enttäuschung. Also verdrängte ich es und machte mir darüber gar keine Gedanken.

Aber plötzlich hatten wir das neue Jahr, und der Termin war plötzlich sehr nah. Als wir bei einem Familienessen über die Bezahlung sprachen, da solche Therapien nicht von der Krankenkasse übernommen werden, kamen mir dann plötzlich die Tränen. Der Druck, den ich die ganze Zeit unterdrückt habe, war einfach zu groß. Ich hatte große Angst, dass das Ganze ein verzweifelter, sinnloser Versuch sei, der nur in einer neuen, kostspieligen Enttäuschung enden würde. Der hohe Preis dieser Therapie erhöhte den Erfolgsdruck ungemein. Er engte mich ein, schnürte mir die Luft zum Atmen ab.

Auch am besagten Tag des 1. Termins war ich noch sehr angespannt und rastlos.

Zu Beginn war ich sehr skeptisch und unsicher. Ich war genervt, mich mal wieder erklären und rechtfertigen zu müssen.

War erschöpft, so vieles wieder jemand Neuem berichten zu müssen.

Ich hatte am Anfang nicht das Gefühl, von ihm verstanden zu werden. Das entmutigte mich.

Er fragte mich zum Beispiel, warum ich keinen Kuchen essen könnte …

Ich sollte ihm erklären, welche Gefühle bei mir bei der Vorstellung, ihn zu essen, aufkamen, die mich davon abhielten. Es war Angst.

Als er darüber sprach, dass Essen etwas sehr natürlich Kontrolliertes sei, wozu man keine Pläne oder Vorschriften bräuchte, bekam ich sofort Angst, ihm weiter zuzuhören.

Ich befürchtete, dass er mich verunsichern könnte und mir meinen letzten Rest an Stabilität, den ich mir in den letzten Monaten so angestrengt zu bewahren versucht hatte, nämlich das Pflichtgefühl, zumindest einen Teil des Plans schaffen zu müssen, auch noch nehmen könnte.

Zum Glück relativierte er das Ganze und meinte, dass ich mittlerweile so viel in dem System herumgepfuscht hätte, dass ich dieses an sich natürlich funktionierende Gleichgewicht zerstört hätte. Das bekomme ich täglich zu spüren, wenn ich abends noch 3/4 des Plans zu bewältigen habe …

Er sprach auch darüber, dass Magersucht ein Versuch sei, Aufmerksamkeit zu erlangen. Das Nicht-Essen sei seit Kindheitsalter mit Besorgnis der Familie verbunden. Bei solchen Verallgemeinerungen fühle ich mich sehr missverstanden und übergangen.

Ich habe selbst immer versucht, den Schein nach außen zu wahren. Mit der Krankheit verbundene Aufmerksamkeit war meist negativ und verbunden mit stillen Vorwürfen, Erwartungen an mich und dem Druck, mich rechtfertigen zu müssen.

Ich hatte zunehmend das Gefühl, dass das Ganze eine Verschwendung sei und mir nichts bringen würde. Hatte auch nicht mehr die Kraft bzw. Lust, mich weiter zu erklären.

Er erklärte mir, dass es in der Entwicklung von Kindern eine Trotzphase gäbe, in der einige Kinder versuchten, Zuwendung und Liebe durch außerordentliche Leistungen und auffallende Folgsamkeit zu erzielen.

Um dies zu erreichen, eignen sie sich oftmals die Fähigkeit an, Wünsche, Gefühle und Anforderungen der anderen frühzeitig zu erkennen, um ihnen dann gerecht zu werden. Dieses dissoziierende Verhalten kann sich in manchen Fällen automatisieren, sodass man darüber hinaus den Blick und das Empfinden für seine eigenen Gefühle und Wünsche verliert.

Ich kenne diesen Mechanismus gut von mir. Besonders in kritischen Situationen, wenn meine Hilfe benötigt wird, kann ich Situationen gut von außen betrachten. Als wäre ich nicht involviert und somit auch emotional nicht betroffen. Besonders in kritischen Situationen neige ich dazu, immer sehr ruhig und bedacht zu werden und meine Gefühle vollkommen abzuschalten, um nicht von ihnen übermannt zu werden.

Das kann oftmals sehr hilfreich sein, aber leider scheine ich über diese Situationen hinaus den »Draht« zu mir verloren zu haben. Erst wenn ich wieder einen Zugang zu mir haben würde, könnte ich auch wieder auf meine Instinkte hören und meinem Gefühl nach Hunger und Sättigung vertrauen.

Schwierig, den Zugang zu sich selber wieder zu bekommen, wenn die eigenen Instinkte so sehr fehlgeleitet sind, dass man ihnen nicht mehr vertrauen darf …

Wir gingen schließlich in die Hypnose über.

Ich sollte mir vorstellen, durch den Supermarkt zu gehen und für jemand anderen einzukaufen, der jedoch ich war. Klingt kompliziert ...

Ich hatte ihm zuvor erzählt, dass eines meiner größten Probleme das Einkaufen und Geldausgeben für mich selber war. Ich konnte in Hamburg für meine Familie einkaufen und wusste, was sie brauchten. Das war kein Problem. Nur wenn es darum ging, für mich alleine einzukaufen, versagte ich jedes Mal.

Ich brauche eine Ewigkeit, mich in der Gemüseabteilung zu entscheiden, ob ich es heute wagen sollte, neben den Tomaten und dem Salat noch eine Gurke zu kaufen, brauche vielleicht eine halbe Stunde, mich für ein Obst zu entscheiden, und hadere für gewöhnlich elendig lange mit mir mit der Entscheidung, mal etwas anderes, eventuell einen Joghurt auszuprobieren. Das Fazit ist meist das Gleiche. Ich verlasse den Supermarkt nach sehr langem Zweifeln und vollkommen erschöpft mit den üblichen Lebensmitteln ...

Warum, weiß ich leider nicht, aber es stellte jedes Mal wieder ein unüberwindbares Hindernis dar.

Ich versuchte, mir den Einkauf im Netto um die Ecke vorzustellen, und sollte einen externen Blick auf mich selber werfen, um herausfinden, was ich brauchen könnte. Leider funktionierte es nicht wirklich gut. Ich konnte mir einfach nicht vorstellen, was ich anderes als Gemüse und die vertrauten Lebensmittel in den Einkaufswagen legen sollte. Ich wusste nicht, was dieses »Ich« brauchen sollte.

Um die Aufgabe erfüllen zu können, schwankte ich immer wieder zu dem Gedanken über, was wohl meine Mama brauchen würde. Was ich für sie wohl einkaufen würde. Sofort fielen mir zahlreiche Dinge ein, und ich konnte alles in den

Einkaufswagen legen bis zu dem Zeitpunkt, als ich wieder versuchte, die gleichen Dinge für mich einzukaufen.

Der Hypnotiseur fragte mich, was das Problem sei.

Ich hatte einfach nicht das Gefühl, vor einer mir bekannten Person zu stehen. Ich kannte die Wünsche, Bedürfnisse oder das Verlangen dieses »Ichs« nicht und konnte da auch gar nichts wahrnehmen. Ich sollte beschreiben, wie ich mir das »Ich« vorstellte. Aber es war vielmehr, dass ich eigentlich gar nicht viel sah. Eine leere, schlappe Hülle ohne Eigenleben, ohne Willen, Stärke und Lebensenergie. Mehr eine ungespielte Marionette.

Mir war schnell klar, dass ich etwas neues erschaffen musste, denn das Verlorene war nicht mehr zu sehen, und die Hülle sah auch aus, als wäre der Verlust vor geraumer Zeit geschehen und das Alte nicht mehr wiederzufinden.

Ich sollte mir überlegen, wie ich diese Leere füllen konnte, wodurch ich diese leblose Marionette wieder zum Leben erwecken könnte. Ich stellte mir vor, es einfach mit Flüssigkeit oder einer anderen Substanz aufzufüllen, aber das kam mir nicht richtig vor. Es würde den Körper zwar voll, aber nicht lebendig machen.

Es musste etwas sein, was von innen heranwachsen konnte. Es musste in einem Bereich zwischen Herz und Bauch eingepflanzt werden, sich langsam ausdehnen und dabei mit dendritischen Verzweigungen in alle Richtungen wachsen, sodass es eines Tages komplett alles bis auf den letzten Zentimeter ausfüllen würde.

Er fragte mich, wie ich dem Geschöpf helfen könnte. Was brauchte es, um etwas wachsen zu lassen? Es brauchte irgendeine Art »Input«. Energie, die das Wachsen ermöglichte.

Und plötzlich hatte ich wieder Hoffnung. Hoffnung, die

Energie aufbringen zu können, etwas Neues versuchen zu können.

Also begab ich mich erneut in den Supermarkt und versuchte, herauszufinden, was als Energie zum Heranwachsen dienen könnte.

Gemüse und Salat, aber vielleicht auch ein paar Kohlenhydrate. Etwas Kraftspendendes. Brot oder Nudeln. Nichts Fettiges, nichts Mächtiges, aber etwas zum Verbrennen.

Angst bekam ich immer wieder, wenn ich daran dachte, welche Erwartungen jetzt beim nächsten Einkauf auf mir lägen. Im Moment fühlte sich die Vorstellung okay an, aber was war, wenn ich es nicht umsetzen konnte? Hatte ich dann schon wieder versagt? War es dann umsonst? Sobald ich den Druck spürte, heute Abend etwas von der Vorstellung umzusetzen, wuchs der innere Widerstand dem gegenüber.

Diese Ängste rissen mich immer wieder aus der Vorstellung heraus. Ich musste mich sehr konzentrieren, die Ängste nicht überhandnehmen zu lassen.

Am Ende erzählte ich ihm davon, und es erleichterte mich unglaublich, dass er einfach sagte, ich solle nicht zu viel darüber nachdenken. Es ginge hier nicht darum, irgendwelche Leistungen zu erbringen, und ich sollte keine konkreten Fortschritte von mir verlangen, sondern die Sitzung einfach im Unterbewusstsein wirken lassen.

Nun ist beinahe schon eine Woche vergangen, und es lief eigentlich ganz gut. Mehr möchte ich dazu noch nicht sagen, weil mich die Frage, ob es »denn nun etwas bringt oder nicht«, weiterhin sehr unter Druck setzt und einengt. Ich weiß es nicht und versuche, möglichst wenig darüber nachzudenken.

Nächsten Dienstag habe ich den nächsten Termin. Ich bin weiterhin gespannt, aber positiv und mit viel weniger Angst.

Der nächste Hypnosetermin

2. Woche

Ich habe im Moment wirklich sehr, sehr viel Stress und muss mal wieder sehr viel lernen. Der Druck und die Angst, es nicht zu schaffen, drücken aufs Gemüt. Beim Training bin ich zurzeit auch nicht gut. Ich bin sehr unzufrieden mit mir.

Ich habe in den letzten Wochen stetig zugenommen. In der Woche um Silvester 1,2 Kilo, die Woche darauf 200 Gramm und nun 700 Gramm. Es ist schwierig. Es tut mir weh. Ich war die Wochen sehr diszipliniert und streng mit mir. Habe abends oftmals ohne jegliches Erbarmen alles gegessen, was ich den Tag über nicht geschafft habe, und fühlte mich dabei oftmals nicht gut.

Ich soll zwar lernen, wieder mehr auf meine Gefühle und Wünsche zu hören, und gleichzeitig muss ich so streng mit mir sein. Muss ungeachtet meiner Ängste und Instinkte weitermachen. Ich muss mich zu etwas zwingen, dessen Konsequenzen (das Zunehmen) mindestens so schwer zu ertragen ist wie der eigentliche Vorgang.

Ein masochistisches Anliegen, dieser Weg aus der Krankheit. Ich versuche, nicht darüber nachzudenken, wie es mir mit der Zunahme geht. Versuche, meinem Leid keine Aufmerksamkeit zu schenken, bloß kein Selbstmitleid aufkommen zu lassen. Ich hoffe, dass mein Pflichtbewusstsein und meine Disziplin stark genug sind.

April 2012

Mittlerweile haben wir schon die erste Aprilwoche. Die erste Woche des neuen Sommersemesters.

Vor einer Woche bin ich aus dem Skiurlaub mit Papa zurückgekommen.

Die Semesterferien waren im Großen und Ganzen schön. Ich war erst eine Woche als Skilehrerin mit meiner alten Schule auf der Skireise.

Danach war ich zwei Wochen in Köln. Auch das war okay. Ich hatte meinen 2. Hypnosetermin. Es ging um meine Angst, zu groß und mächtig zu werden und dadurch andere zu übergehen und dadurch zu schaden. Zu wenig auf andere zu achten und zu egozentrisch zu sein.

Ende Februar flog ich nach Österreich. Dort habe mich mit Papa getroffen und Oma besucht. Von da aus bin ich nach Hamburg geflogen.

Bis dahin fühlte ich mich eigentlich ganz gut. Das Gewicht pendelte im Januar zwischen einem BMI von 16,7 und 17. Ich fühlte mich ganz stabil. Auf dem richtigen Weg. Ich hatte das Gefühl, die schönen Dinge im Leben wieder besser genießen zu können und Stück für Stück voranzukommen. Ich schaffte es jedoch nicht, das Gewicht oberhalb eines BMI von 17 zu halten. Sobald ich bei einem Wiegen über der magischen 50-Kilo-Grenze war, war ich beim nächsten Mal schon wieder darunter …

In Hamburg war ich Anfang März ein Wochenende mit Alex, Imke und Theo auf Rügen. Das war die Reise, die wir im September als Belohnung für einen stabilen BMI von 17,5 vereinbart hatten.

Momentan kratzte ich mühsam an dem BMI von 17,0 … Da schienen sich meine Ansprüche im Laufe des Semesters wohl relativiert zu haben. Na ja, es war nun auch Rügen und nicht Tibet …

Obwohl es als Belohnung gedacht war, hat das Wochenende meinem Selbstwertgefühl einen ordentlichen Knacks gegeben.

Sehr deutlich bekam ich immer wieder zu spüren, wie unzufrieden Imke mit mir war. Ich spürte ihre Enttäuschung über mich, fühlte mich ständig getadelt und kritisiert, hatte das Gefühl, eine große Belastung zu sein, war sehr verunsichert und wusste gar nicht mehr, wohin mit mir. Es störte sie, wie dick ich mich anziehen musste und dann trotzdem fror, wie verloren ich in meiner dicken Winterjacke aussah, dass ich müde und abgeschlagen wirkte, zu wenig lachte und oft angestrengt wirkte. Als ich es irgendwann nicht mehr aushielt, stellte ich sie zur Rede. Sie gestand, dass sie einfach mit ihrer Geduld am Ende war, nicht akzeptieren wollte, dass ich mich scheinbar der Krankheit hingab, und sie sich davon provoziert fühlte.

Danach folgte eine Woche Skiurlaub mit Papa. Die ersten Tage waren etwas schwierig für mich. Ich war mir sehr unsicher, fühlte mich gesellschaftsunfähig und belastend.

Das tat mir sehr leid. Vor allem für Papa, der sich sicherlich eine fröhlichere, einfachere Begleitung gewünscht hätte. Oft dachte ich darüber nach, dass er mit Tara wohl mehr Spaß, mehr Leichtigkeit gehabt hätte.

Ich habe überhaupt viel an Tara gedacht. Überlegt, wie sie in verschiedenen Situationen handeln würde, mich mit ihr verglichen. Versucht, zu sehen, wie sie so stabil und sicher sein konnte, während ich mich so überfordert fühlte.

Wie ein kleines Papierschiff auf einem riesigen Ozean, das immer wieder von allen Seiten überschwemmt wurde und den äußeren Einflüssen vollkommen hilflos ausgeliefert war.

Im Laufe der Woche änderte sich dies jedoch zum Glück. Ich begann, wieder etwas ruhiger und sicherer zu werden.

(…)

Danach bin ich direkt nach Köln gefahren. Ich hatte auch über die Skiwoche 1–1,5 Kilo zugenommen.

Daraufhin war das Körpergefühl oft sehr schlecht, und ich war etwas inkonsequent bezüglich des Essens. Es kam mir einfach nicht so wichtig und notwendig vor.

(…)

Am Montag, dem 02.04.2012, als ich auf die Waage gestiegen bin, hatte ich erneut 1 Kilo zugenommen. Jetzt hatte ich einen BMI von knapp 18, so hoch wie seit über einem Jahr nicht mehr, und nun war es dann endgültig vorbei.

Ich habe erst mal sehr viel geweint. Da ich aber in die Uni musste, musste ich mich trotzdem fertig machen. Ich war wirklich sehr, sehr verzweifelt und traurig. Fand die Zunahme total unfair.

Ich schaffte es, die Uni und das Training gut zu überstehen und meinen Alltag zu bewältigen. Abends waren wir sogar noch weg, und obwohl ich nach wie vor sehr traurig war, konnte ich das Essen und die Zunahme gut vom Rest trennen und einen witzigen und schönen Abend verbringen. Es tat erstaunlich gut, und es erleichtert mich sehr, dass ich trotz der Verzweiflung über das Gewicht noch sehen kann, was gut läuft, und dass ich mich davon nicht lähmen lasse.

Ich fühle mich in meinem Leben hier in Köln eigentlich sehr

wohl, bis auf die Krankheit. Umso mehr nerven mich diese Beeinträchtigungen durch die Anorexie. Besonders dieser ständige innere Kampf darum, was eigentlich »richtig« und was »falsch« ist. Gestern lief das Essen schon wieder gar nicht gut. Nachdem ich schon weniger zu Mittag gegessen habe, habe ich das Abendessen so gut wie ganz ausfallen lassen.

Mein Instinkt wehrte sich einfach vollkommen dagegen, mir etwas zu essen zu machen. Ich fühlte mich unwohl, versuchte, nur noch Kleidung zu tragen, in der meine Figur nicht zu beurteilen war. Wollte mich der Urteile der anderen nicht aussetzen, hatte Angst, dass sie die Zunahme sahen.

Heute war es ähnlich. Nachdem ich bei der Physiotherapie war, konnte ich frühstücken. Das Mittagessen folgte in Minimalversion um 19 Uhr, und der Gedanke, mir etwas Warmes kochen zu müssen, graust mir sehr.

Gestern bin ich seit einer Ewigkeit das erste Mal wieder mit Hunger eingeschlafen. Ich hatte Hunger, aber ich war so traurig über meine Gefühle. So verängstigt darüber, wie ich in Zukunft weitermachen sollte, so überfordert mit mir, dass ich mich einfach nicht getraut habe, irgendetwas zu essen.

Ich merke, wie mein Misstrauen wieder immer weiter wächst. Wieder die Frage danach, was eigentlich richtig ist, was »gesund« heißt, und wer das richtige Gewicht, die richtige Art zu leben bestimmt. Was ist, wenn nur alle versuchen, mich zu beeinflussen, damit ich nicht dünner als sie bin. Was ist, wenn die Gesellschaft einfach aus Bequemlichkeit beschlossen hat, welcher BMI als gesund gilt?

Aus Bequemlichkeit wird ein Bereich festgelegt, der von einem Großteil der Bevölkerung ohne Probleme gehalten werden kann, ohne sich disziplinieren zu müssen.

Ich beobachte andere Menschen, versuche herauszufinden, wer wohl wie viel wiegt. Wer hat zum Beispiel einen gleichen BMI wie ich momentan? Mir scheint: viele. Bei vielen habe ich nicht das Gefühl, dünner zu sein. Warum wird es ihnen erlaubt, während ich zum Zunehmen gedrängt werde. Warum dürfen andere dünn an der Gesellschaft teilhaben, während man mir eine Krankheit aufgestempelt hat?

Ich frage mich, ob ich mich nicht auch mit einem BMI von 17 zufriedengeben könnte und meinen Anforderungen dabei gerecht werden könnte. Vielleicht wurde die Krankheit mittlerweile auch einfach von vielen als Ausrede für meine Defizite genommen. Vielleicht war es nicht mein niedriges Gewicht, das mich im Sport hinderte, sondern fehlendes Training. Wer kann mir denn beweisen, dass ich mit einem höheren Gewicht mehr leisten könnte? Dass ich meine Aufgaben nicht auch so bewältigen könnte?

Wenn ich dann aber andere dünne Leute beobachte, frage ich mich auch gleichzeitig, wie sie es schaffen, so wenig über das Essen nachzudenken und es trotzdem »richtig« zu machen. Sie konnten in der Öffentlichkeit essen, sich sogar im Café einen Schokomuffin bestellen oder unterwegs ein Stück Pizza kaufen und waren trotzdem so schlank. Wie schafften sie es, ohne Plan und Vorgaben scheinbar aus eigener Intuition alles richtig zu machen?

Und dann denke ich darüber nach, wie ich das früher vor der Essstörung gemacht habe … Da war ich immer voller Kraft und Energie. Bin ständig von einem Ort zum nächsten unterwegs gewesen, habe so viel an einem Tag geschafft und gleichzeitig gemacht und musste mich nicht ständig ausruhen oder meine Kräfte sammeln. Und da habe ich auch intuitiv richtig gegessen. Bis zu meinem Auslandsjahr habe ich nicht über das Essen nachgedacht und einfach das gegessen, worauf ich Lust hatte, ohne meine Gedanken davon blockieren zu lassen. Und ich schien es damals richtig gemacht zu haben.

So gerne hätte ich diese Stabilität und Aktivität wieder.

So gerne würde ich nächstes Jahr bei der Skitour nicht am Ende des Aufstiegs spüren, wie sehr ich an meinem Limit bin. So gerne würde ich wieder reisen können, ohne mir Sorgen um das Essen dort zu machen.

Sehr erschöpft und müde vom vielen Weinen, der Zerrissenheit und dem Kampf um die richtige Entscheidung höre ich jetzt auf zu schreiben. Hoffe, dass ich das eines Tages geschafft und endlich Frieden gefunden habe. Bis jetzt ist es noch nicht so weit. Bis jetzt halte ich noch zu sehr fest an dem, was mir in den letzten Jahren so vertraut geworden ist.

Die anderen sagen, es würde mich in den Abgrund reißen. Aber es loszulassen würde bedeuten, alleine und ungeschützt vor dem großen Unbekannten zu stehen. Daran festzuhalten bedeutet, Rückzug in die Vertrautheit.

Ende April

Möchte ich gesund werden? Ja.

Möchte ich zunehmen? Nicht wirklich.

Ich bin bei einem BMI von knapp 17.

Ich will ein freies, unabhängiges, leichtes Leben. Nur die Vorstellung, dass dazu ein höheres Gewicht nötig ist, ist sehr instabil und oftmals schwer möglich.

Der Verstand weiß es an sich zwar, aber es fühlt sich so anders an. Eine Zunahme fühlt sich dennoch nie gut an. Dadurch wächst der Zweifel, dass dies der richtige Weg ist, dass es wirklich notwendig ist, noch mehr zuzunehmen.

Man könnte meinen, ich hätte es jetzt lange genug so ausprobiert. Hätte lange genug versucht, mit »tragbarem« Untergewicht und persistierender Essstörung ein glückliches Leben zu führen. Man könnte meinen, ich könnte jetzt meine Konsequenzen daraus ziehen.

Und trotzdem … es fühlt sich so an wie ein Weg durch die Hölle. Die Gewissheit, die Erfahrung zu haben, dass der Weg der Zunahme durch die Hölle geht, ist so abschreckend. Es schürt schiere Angst. Oft genug bin ich, gewollt oder auch nicht, einen Schritt weiter gegangen. Habe zugenommen, habe mich verbrannt und bin vor lauter Schmerz und Qualen reflexartig wieder zurückgeschreckt.

Ich nehme das Zurückschrecken gar nicht wahr, ehe ich mich wieder in der vermeintlichen »Sicherheit« wiege, ehe der Schmerz nachlässt. Aber dann, dann bin ich schon wieder den Schritt zurückgegangen.

Ich suche weiterhin verzweifelt nach einem weniger

schmerzhaften Weg auf die andere Seite, auf die Seite von Glück, Zufriedenheit und Leben. Einem Weg, der nicht durchs Feuer geht.

Ich habe Angst, spüre den Zeitdruck. Sehe, wie wertvolle Jahre verstreichen. Jahre, die mir niemand wiedergeben kann. Und dennoch traue ich mich nicht.

Druck von anderen tut gut. Druck bedeutet, keine Akzeptanz des Umfelds gegenüber der Krankheit. Es bedeutet die Erlaubnis und die Notwendigkeit, gegen die Krankheit anzukämpfen. Er ist zwar nicht angenehm, treibt mich aber immer wieder in Richtung des anderen Lebens, weiterzumachen, statt mich auf dem momentanen Stand auszuruhen.

Ich fühle mich wie eine Getriebene, deren einziger offensichtlicher Überlebensweg durch die Hölle geht. Ich würde gerne an der Grenze weiter verweilen, entlang der Grenze entlanglaufen und einen anderen, einfacheren Weg suchen. Aber da sind Menschen, die mich zu einer Entscheidung drängen, die sich nicht mit meinem Tänzeln zufriedengeben, die ungeduldig sind. Und ich hoffe, dass ich den Mut und die Kraft aufbringe, das zu überstehen und endlich da durchzukommen.

4. Hypnosetermin

Ende April

Ich habe direkt das Problem geschildert, dass ich, sobald ich einen Schritt vorwärts gemacht habe, immer wieder Angst bekomme, und ehe ich michs versehe, reflexartig zurückschrecke und mich am Ausgangspunkt wiederfinde.

Wie ein verschrecktes Tier, das sich trotz Neugierde nicht aus seinem sicheren Versteck traut. Draußen scheint sich das Leben abzuspielen, die positiven wie auch die negativen Aufregungen. Da ist es spannend, und eigentlich wäre ich gerne ein Teil davon, aber hier fühle ich mich sicher. Ich bin eingeschränkt, kann das Leben nicht voll genießen, lebe auf Sparflamme und bekomme vieles nur als Zuschauer gedämpft mit und trotzdem … Es ist mittlerweile vertraut, und das spendet Sicherheit.

Eigentlich will ich raus, aber jedes Mal, wenn ich einen Schritt wage, erschrecke ich mich, bekomme ich Angst, und ehe ich michs versehe, bin ich schon wieder zurückgeflüchtet.

Nach wie vor ist es so, dass sich mein Leben sehr um andere dreht.

Ich lasse mich sehr schnell beeinflussen und traue meinen eigenen Empfindungen nicht.

Oft habe ich das Gefühl, dass ich gar nicht mehr weiß, was richtig ist. Ich habe das Gefühl, meinen eigenen Empfindungen und Einschätzungen nicht mehr trauen zu können, und fühle mich dadurch sehr oft orientierungslos und verloren.

Mir scheint ein Plan, ein Ziel zu fehlen. Das gilt auch für das Gewicht.

Ich bin machtlos, den Kurs des Lebens zu steuern.

Ich scheine das Zentrums meines Lebens, mich selber verloren zu haben, und versuche dadurch ständig, andere in den Mittelpunkt zu stellen.

Ihr Leben, ihre Einschätzungen und Meinungen beeinflussen viel zu stark mein Befinden und Leben.

Ich muss mich endlich davon lösen. Den Sprung aus dem Vertrauten wagen. Einen eigenen, neuen Standpunkt finden und somit den Blickwinkel neu ausrichten. Eine Außenansicht auf das Leben der anderen bekommen.

Also gab es einige Punkte bei der Hypnose zu erreichen:

Ausgangspunkt festlegen (Probleme erkennen)

Zielfestlegung (Welchen Körper möchte ich haben?)

Vergleich des Ziels mit anderen (Vergleich des Körpers in einer Freundesgruppe mit normalem Körper, dünnem Körper und dickem Körper)

Was verändert sich bei Zielerreichung in meinem Alltag? (Wie würde sich mein Alltag im neuen Körper verändern? – neuen Blickwinkel vorstellen)

Was steht wo im neuen Leben? (Wo sind die anderen?)

Ich wollte mir einen neuen Körper vorstellen, in dem ich mich zufriedengeben würde. Sollte den Unterschied zum jetzigen erkennen, ihn mit anderen vergleichen, mir vorstellen, welche Unterschiede im Alltag dadurch zustande kämen. Was würde sich mit diesem Körper ändern?

Wie würde sich meine Beziehung zu meinen Eltern und Freunden dadurch verändern?

Rückblick 2013

September 2014

Nun ist es 1 Jahr und 9 Monate her, dass ich mit einem BMI von 16 mal wieder vor Prof. Schulte-Markwort saß und die Worte »Klinik« und »Studiumsunterbrechung« hörte.

Ich wusste, dass ich mal wieder an einem sehr tiefen Punkt angekommen war. Ich wusste, dass ich mal wieder von vorne anfangen musste, hatte in den letzten Monaten erschrocken, aber ohnmächtig und machtlos mit angesehen, wie es bergabging.

Aber wie war es eigentlich schon wieder dazu gekommen?

Nachdem ich im Februar 2011 die Klinik mit einem BMI von knapp 18 verlassen hatte, konnte ich das Gewicht circa drei Monate ganz gut halten. Dann begann es, kontinuierlich wieder runterzugehen, bis ich Ende des Jahres wieder bei einem BMI von 16,5 angelangt war.

Mehr aus Schuldgefühlen über die Verzweiflung und Enttäuschung meiner Familie und Freunde als aus eigener Überzeugung stimmte ich Anfang 2012 einer Hypnosetherapie zu. Der Druck, dass dies die Lösung sein musste, war angesichts des Preises und der Tatsache, dass ich danach auch keine weitere Idee mehr hatte, sehr groß. Überraschenderweise konnte ich mich darauf einlassen und innerhalb von 2 bis 3 Monaten zumindest einen BMI von 17 bis 17,5 erreichen.

Mithilfe der in der Hypnosetherapie neu erlernten Gedankengänge und dem Ehrgeiz, ein gutes Physikum zu absolvieren, schaffte ich es, das Gewicht bis zum Sommer 2012 zu halten. Abrupt nach dem erfolgreichen Bestehen meiner Physikumsprüfung im September 2012 begann das Gewicht erneut zu sinken.

Unglücklicherweise startete ich zum gleichen Zeitpunkt, im Oktober 2012, beflügelt von dem Erfolgserlebnis des bestandenen Physikums, den ersten Versuch, das Cipralex, ein Antidepressivum, welches ich seit der Klinik nahm, eigenständig abzusetzen. Leider endete das Ganze in erheblichen körperlichen Entzugssymptomen, die ich mir so vorher nicht hätte vorstellen können. Aus Angst vor der starken Wirkung des Medikaments und wegen des starken Gefühls, dadurch versagt zu haben, startete ich eine gedrosselte Therapie erst wieder Ende des Jahres.

Bis dahin war das Gewicht innerhalb von kurzer Zeit erneut auf einen BMI von 16 gesunken, und ich war wieder stark depressiv.

Zu dem Zeitpunkt ging es mir wirklich sehr schlecht. Ich hatte eine weitere Runde gegen die Anorexie verloren und stand wieder am Anfang. Mit jedem Scheitern stieg die Hoffnungslosigkeit.

Ich war am Ende meiner Kräfte, hatte keine Lust und Energie mehr auf den täglichen Kampf und das Leben in der Krankheit.

Ich war lebensmüde. Nie hätte ich mir etwas angetan. Dafür fehlte mir die Kraft, während das Verantwortungsgefühl gegenüber den anderen zu groß war. Ich hatte nicht das Recht, ihnen diese Bürde aufzuhalsen, nur weil mich selber die Stärke verließ.

So schlecht es mir damals auch ging, im Nachhinein denke ich, dass ich diesen Tiefpunkt vielleicht erreichen musste. Vielleicht musste ich zu dem Punkt kommen, an dem ich nichts mehr zu verlieren hatte, an dem mich nichts mehr in meinem damaligen Leben hielt.

Kurzsichtig waren es sicher meine Semesterferienpläne, die ich durch einen erneuten Klinikaufenthalt bedroht sah.

Ich plante eine Famulatur in einer Kinder-Herzklinik, meinem aktuellen Berufswunsch für die Zukunft, sowie eine Reise zu meinem besten Freund, der gerade ein Jahr in Israel verbrachte.

So saß ich einen Tag nach Weihnachten, am 27.12.2012, bei Prof. Schulte-Markwort und sah mich erneut mit einem akuten Klinikaufenthalt konfrontiert. Er ließ sich auch diesmal auf ein letztes Ultimatum ein. Eine Zunahme auf einen BMI von 17 bis Ende Januar. Sollte ich das nicht schaffen, müsse ich zurück in die Klinik, ließe mich erneut von der Krankheit, meinem Ziel Ärztin zu werden, ein großes Stück zurückwerfen, und noch viel schlimmer: Ich würde meinen besten Freund sehr enttäuschen.

Über 3 Kilo Zunahme innerhalb von 5 Wochen – und das in der Klausurenphase. Eine sehr harte Aufgabe. Ich holte wieder den Einsteigerplan der Klinik mit 1800 kcal aus meinen Unterlagen hervor und gab die mich überfordernde Aufgabe einer warmen Mahlzeit ab, in dem ich über einen Tiefkühl-Lieferservice Fertigmahlzeiten mit genauen Nährwertangaben nach Hause bestellte.

Es dauerte knapp 2 Wochen, bis ich es endlich schaffte, den Plan durchzuziehen, und bis ich die tägliche Kalorienmenge von 1800 Kilokalorien bewältigte.

Es war unglaublich hart. Geschafft habe ich es nur, indem ich jede Mahlzeit als eine Entscheidung zwischen der Krankheit und meinem besten Freund ansah. War ich wirklich bereit, der Anorexie den Vorzug vor einem Menschen zu geben, der mich seit meinem 5. Lebensjahr begleitete? Mir das so sehr zu verdeutlichen, bedeutete für mich, dass ein Scheitern einem Betrug unserer Freundschaft gleichkam.

Begleitet wurde ich in der ganzen Zeit durch meine Therapeutin in Köln, die mir neben den wöchentlichen Terminen fast täglich kurze Mails schrieb, die voller ehrlichem Mitgefühl und gleichzeitig stets ermutigend waren, und die sich so immer wieder nach dem Gelingen meines Vorhabens erkundigte.

Hallo,
wie abgemacht: Haben Sie gestern sich an den besprochenen Plan halten können?!
Heute ist wieder ein neuer Tag! Nach unserem Gespräch gestern – manches kennen Sie von früher, aber Sie wissen auch, dass Sie das, was Sie erreichen wollen, schon mal erreicht hatten – es ist möglich …
Viel Mut, einen guten Tag und
viele Grüße!

Liebe Frau Hopfgartner,
ich wollte Sie einfach ermutigen, weiterzumachen!! Im Moment halten Sie es alleine aus … in der Klinik hatten oder hätten Sie Unterstützung … schauen Sie, was Sie schaffen!
Alles Gute für heute und bis morgen!!

Hallo!
Ich melde mich wieder: Wie war Ihr Tag gestern? Konnten Sie weiterkommen für sich?
Liebe Grüße!

Nach einer relativ großen Zunahme:

Liebe Frau Hopfgartner,
Sie haben viel für sich selbst geschafft diese Woche!!!
Vielleicht gibt es Ihnen Hoffnung … auch für die Ferien, dass Sie diese so verbringen können, wie Sie es vorhaben.
Das, was Sie bisher von sich kennen und was Sie mir erzählten, könnte ich mir vorstellen – Sie schreiben es, ohne zu sagen, wie es Ihnen dabei ergeht –, dass es Sie auch ein Stück beängstigt; und Sie wissen aus der letzten Woche, dass es nicht hilfreich war, sich »auf dem Erreichten auszuruhen« … ich finde das klingt hart, weil Sie sind eigentlich niemand, der sich gerne und oft ausruht, aber trotzdem: Schauen Sie gut, wie Sie jetzt für sich weitermachen können.
Wenn es für Sie hilfreich ist, können wir auch gerne am Wochenende schreiben, ansonsten würde ich mich am Montag wieder melden?!?
Weiterhin alles Gute!!
Liebe Grüße!

Hallo!
Für das Wochenende wünsche ich Ihnen, dass Sie auch mal »was anderes, was Schönes« erleben können: »Altes loslassen, beenden und sich selbst beruhigen« kann hilfreich sein! Sagen Sie sich ab und zu: »Ich bin ruhig, ich bin ok, ich entspanne!«

Sie wissen vielleicht – ich mag manchmal Gedichte, Sprüche, Geschichten …
Albert Camus hat geschrieben: »Das Reisen führt uns zu uns selbst zurück.«
Vielleicht könnten Ihre anstehenden Reisen das auch … seien Sie interessiert und offen für das, für alles, was Sie entdecken können!
…nur Mut :)!!

Bis morgen!

Hallo Frau Hopfgartner!
Sie machen das alles ganz prima … Versuchen Sie heute wieder rechtzeitig anzufangen — der Plan ist das Hilfsmittel!!
Sie sind wirklich tapfer!
Alles Gute für heute!

Jemandem täglich Rückmeldung über das Einhalten des Plans geben zu müssen und gleichzeitig das Gefühl zu haben, dass da jemand war, der verstand, welche Torturen ich gerade durchstand, um dieses Ziel zu erreichen, der meine Bemühungen wertschätzte, war extrem hilfreich.

Fünf Wochen später saß ich mit 500 Gramm unter dem vereinbarten Gewicht wieder bei Prof. Schulte-Markwort. Ich hatte mir durchaus überlegt, die 500 Gramm zu dem eigentlichen Gewicht aufzuschlagen. Aber die Angst, den einzigen mir verbleibenden Sicherheitsanker, zu dem ich ohne Rücksichtnahme ehrlich und offen bezüglich meiner Verfassung sein konnte, zu verlieren, hielt mich stets davon ab, ihn anzulügen. Es fühlte sich an, als würde ich so die letzte externe Kontrolle aufgeben und somit vollkommen alleine und verloren dastehen.

Mit meiner Mama hatte ich während der gesamten Zeit seit Weihnachten kaum Kontakt. Sie war so verzweifelt und frustriert darüber, wie es mir Ende des Jahres ging, dass sie mich unbedingt zu einem neuen Klinikaufenthalt drängen wollte. Vielleicht konnte sie auch die ständigen Sorgen nicht mehr ertragen und wollte die Verantwortung endlich abgeben und mich wieder sicher in der Klinik aufgehoben wissen. Auf jeden Fall ließ sie mich deutlich spüren, dass sie keinerlei Hoffnung hatte, dass ich es ohne Klinik schaffen konnte. Ihr war kein Vorwurf zu machen. Bereits zwei Jahre zuvor war sie es gewesen, die der letzten Chance, der Klinik zu entkommen, damals dem Urlaub mit Papa, sehr skeptisch gegenüberstand und damit recht behalten hatte. Damals wollte sie mich schon früher in die Klinik bringen, musste einen weiteren Monat mit ansehen, wie ich scheiterte, bevor ich endlich kapitulierte und in die Klinik kam.

Doch auch diesmal hatte ich mich wieder für den letzten eigenständigen Versuch entschieden, und der war auch so schon hart genug. Da konnte ich ihre Hoffnungslosigkeit, ihr offensichtliches Warten auf mein Scheitern nicht ertragen und schirmte mich dadurch vollkommen von ihr ab.

Und obwohl es nötig war, war es immer wieder sehr hart. Oft stand ich in diesen Wochen, in denen ich täglich an meine Grenzen geriet, kurz davor, sie anzurufen, mich auszuweinen, zu berichten, wie schlecht es mir ging. Nur leider wollte ich dann nicht hören, dass die Klinik doch der richtige Weg sei, schließlich hatte ich mich dafür entschieden, es zu versuchen, und brauchte all meine Kraft und keinen Zweifel, um dieses Ziel zu erreichen.

Trotz der fehlenden 500 Gramm durfte ich los, und so ging es nach einer Woche Ski fahren, in der ich bereits wieder Gewicht verlor, nach Israel.

Sehr leicht hätte dies wieder zu einem der Punkte werden können, an denen ich mich, die kritische Phase eines erneut drohenden Klinikaufenthalts überstanden, gerne etwas »ausgeruht« hätte. Mir die Entspannung, die jeder mir wünschte, selber gerne gegönnt hätte und eine Pause von dem ständigen Kampf und dem Zunehmen genommen hätte. Wahrscheinlich wäre es dann einmal mehr zu dem gekommen, was ich bereits so oft in den letzten Jahren miterlebt hatte: Tiefpunkt, drohender Klinikaufenthalt, ein wenn auch harter, aber dennoch kurzer »Aufschwung«, Erleichterung bei mir, der Klinik entgangen zu sein, Hoffnung im Umfeld, dass es diesmal etwas werden würde, Stagnation außerhalb des kritischen Bereiches, bis ich nicht mehr die Kraft hatte, das Gewicht trotz der dagegen ankämpfenden Anorexie zu halten, und ich mich, eh ich michs versah, wieder in der Abwärtsspirale befand …

Aber diesmal war es anders.

Auch meine Freunde hatten das Auf- und Ab der letzten Jahre mitgemacht und ließen sich offensichtlich nicht mehr so leicht beruhigen …

Ausschlaggebend war ein für mich sehr hartes, schockierendes, emotionales und ehrliches Gespräch mit Alex in Israel.

Während ich mich mit einem BMI von ca. 16,5 schon wieder weit entfernt von einem kritischen Zustand fühlte und meinte, in einem gesellschaftlich akzeptablen Zustand zu sein, bekam ich mit, wie Alex sich bei Imke darüber beklagte, wie fremd ich ihm war, und sie darauf mit sehr großem Verständnis reagierte.

In dem darauffolgenden Gespräch, bei dem ich ihn diesbezüglich zur Rede stellte, musste ich merken, dass ich ganz kurz davor stand, meine besten Freunde durch die Krankheit zu verlieren. Ich schien ihnen fremd und unerreichbar, und ich hatte das Gefühl, dass sie dabei waren, die Hoffnung zu verlieren und sich von mir abzuwenden.

Eine grausame Erkenntnis für mich. Auf der einen Seite zwar auch enttäuscht über die Unehrlichkeit, aber gleichzeitig höchst alarmiert durch die Situation, spürte ich ganz deutlich, dass ich diesmal an einem wichtigen Scheitelpunkt stand. Es fühlte sich an wie die letzte Chance. Ich hatte das Gefühl, dass sie einen weiteren Rückschlag nicht mehr mittragen konnten. Gleichzeitig wusste ich, dass ich es ohne sie nicht schaffen konnte.

Hinzu kam sicherlich, dass es mir Ende des letzten Jahres psychisch so schlecht gegangen ist, dass ich ein weiteres Leben in der Krankheit und dann auch noch mit dem Verlust meiner besten Freunde nicht mehr länger ertragen konnte.

Die stets so verlockende Möglichkeit eines scheinbar normalen Lebens mit einem BMI von 16 bis 16,5 inmitten meiner Freunde wurde mir quasi genommen. Sie weigerten sich, mich so weiter zu akzeptieren.

So hart diese Erkenntnisse auch waren, ich glaube, sie brachten mich an den Punkt, an dem ich bereit war, alles auf eine Karte zu setzen. An dem ich nichts mehr zu verlieren hatte und bereit war, den Kampf bis zum Ende auf mich zu nehmen, es zu versuchen, es auf einen BMI von 18,5 zu schaffen, trotz all der Angst, auszuprobieren, wie es mir damit gehen würde, wenn auch nur um dem Rest der Welt zu beweisen, dass das nicht die Lösung war und ich damit nicht glücklicher wurde.

Zum Glück hatte ich mit letzterem unrecht!

Durch die Skireise, Israel und die anschließende Famulatur im Ausland hatte ich bereits wieder viel von der Regelmäßigkeit des Plans verloren, die ich mir im Januar so hart erkämpft hatte. Ich bezahlte dafür mit starken Gewichtsschwankungen, die mir sehr zu schaffen machten und mich mehrmals nahezu scheitern ließen.

Doch obwohl der Wunsch und Drang nach absoluter Restriktion und dadurch vermeintlicher Kontrolle des Gewichtes unheimlich groß war, schaffte ich es mit der Hilfe meiner Psychologin, Prof. Schulte-Markwort und den Ernährungsberatern der Klinik immer weiter zu machen. Die Pläne teilweise, trotz starker Zunahme, zu erhöhen, dem Hungerstoffwechsel entgegenzuwirken und die Pläne trotz großen Zweifels und Skepsis weiterzuverfolgen. Warum? Ich glaube, weil ich trotz eingehender Überlegungen keine wirkliche Alternative mehr sah. Bis zu diesem Punkt war ich schon öfter gekommen. Dass es mir dabei ziemlich schlecht ging, hatte ich schon oft gespürt und dann gegenüber dem Schmerz, der Krankheit, den Qualen kapituliert. Diesmal war das keine Option für mich. Ich wollte mich »durchbeißen«, bis ich wusste, wie es »auf der anderen Seite« war. Sollte dieser Schmerz, diese Anstrengung bei meinem Zielgewicht immer noch anhalten, sollte es am Ende keine Erlösung geben, würde ich aufgeben, mich fallenlassen, es sein lassen. Das hatte ich meinen anorektischen Zweifeln insgeheim zugestanden. Aber bis dahin hieß es weitermachen …

Gedanken vom Juni 2013

Früher habe ich mir oft gedacht, der Weg aus der Krankheit ist wie wenn man durch's Feuer gehen muss, in der Hoffnung, dass es auf der anderen Seite besser ist.

Ich hatte immer Angst, den Schritt ins Feuer zu machen. Habe es zwar immer wieder kurz versucht, und dann, wenn es zu schmerzhaft wurde, immer wieder einen Rückzieher gemacht.

Jetzt habe ich das Gefühl, mitten drinzustehen, und das ist nur sehr schwer auszuhalten. Der Drang zurück in die vermeintliche Sicherheit ist groß. Den Weg kenne ich, weiß ihn einzuschätzen und weiß, was mich erwartet.

Dennoch versuche ich, mich jeden Tag zu überreden, nicht zu kapitulieren, sondern diesmal ganz durchzugehen. Ich versuche, mich jeden Tag von der Hoffnung zu überzeugen, dass der Weg nach vorne und raus aus dem Feuer mittlerweile vielleicht sogar kürzer ist als der Weg zurück. Und dass ich den bereits gegangenen Weg im Falle eines Rücktritts bei einem Neuversuch in jedem Fall noch mal zurücklegen muss.

Also versuche ich, durchzuhalten, und hoffe, dass am Ende etwas Gutes herauskommt und ich endlich spüren darf, dass das alles sich gelohnt hat.

Aber trotz meiner Entschlossenheit gab es auch immer wieder größere Durchhänger. Momente, in denen ich an der Richtigkeit meines neuen Vorgehens zweifelte. In denen es mir falsch vorkam, entgegen all meiner mich alarmierenden Instinkte immer weiter zu essen.

Ich fühlte mich dann dick und unwohl. Hatte große Angst davor, mich ins Unglück zu mästen.

Wodurch solche extremeren Situationen ausgelöst wurden, konnte ich nur schwer sagen. Ich glaube, diese Momente kamen einfach immer wieder regelmäßig, wenn mir die Kraft ausging, diese anorektischen Gefühle zu unterdrücken.

Es sind Momente, in denen ich mich einfach sehr ausgebrannt und leergekämpft fühlte.

Eines der größten Probleme der Essstörung ist die tägliche Konfrontation mit dem Suchtmittel. Man kann dieser Sucht nicht aus dem Weg gehen. Jeden Tag wieder ist man mit der schwierigsten aller Fragen, der nach dem richtigen Maß, konfrontiert und dem Suchtmittel, dem Verlangen nach Kontrolle und Reduktion, nach maximaler Leistung bei minimaler Zufuhr gnadenlos ausgesetzt.

Diese Hilflosigkeit und Ratlosigkeit, das Gefühl, sich in den Zweifeln und den Unsicherheiten haltlos zu verlieren, waren sehr anstrengend und kraftraubend.

Oft weinte ich beim Einschlafen vor Erschöpfung und Einsamkeit mit dieser Bürde.

Oft wünschte ich mir eine neutrale Person, der ich rücksichtslos einen Teil meiner Last aufbürden konnte, der ich berichten konnte, wie schlecht es mir dabei ging, die mitlitt, ohne zu hinterfragen, ob dieser leidvolle Weg der richtige war. Jemand, der mich bedauerte und trotzdem zum Durchhalten aufrief. Jemand, bei dem ich mir keine Sorgen machen musste, ihn mit meiner Verzweiflung zu belasten. Die wöchentlichen Sitzungen mit meiner Psychologin waren hier sehr hilfreich. Aber im täglichen Kampf war ich damit alleine, und das fühlte sich einsam an.

Aber trotzdem musste ich jedes Mal weitermachen …

Ich lernte, solche Momente der Schwäche zuzulassen. Zu weinen, bis auch dafür die Kraft nicht mehr reichte, meine Tränen zu trocknen, durchzuatmen und dann weiterzumachen, weiter zu essen.

War das Körpergefühl sehr schlecht, half es mir oft, zu turnen, Yoga zu machen, meinen Körper sinnvoll einzusetzen, ihn zu spüren, seine Möglichkeiten und Grenzen, seine Stärke und Erschöpfung zu spüren.

Dadurch bekam ich oft Kraft, Kraft, die mir die Hoffnung zum Weitermachen gab.

Eine sehr lange Zeit erschien es mir so, als ob es einfach nicht leichter werden würde. Als ob die Erlösung einfach nicht kommen würde. Ständig musste ich scheinbar unüberwindbare Grenzen überschreiten, nur um danach wieder vor neuen Etappen zu stehen.

Man darf sich nie mit dem Erreichten zufriedengeben, jedes Ausruhen birgt die Gefahr, wieder zurückzugleiten. Es ist ein unaufhörlicher Kampf, und das ist verdammt anstrengend.

Aber dann irgendwann ist der Zeitpunkt gekommen, an dem man es geschafft hat. An dem man das Zielgewicht erreicht hat und endlich einmal Ruhe davor hat, immer neue Zunahmen akzeptieren zu müssen, an dem man endlich einmal die Ruhe hat, sich daran gewöhnen zu dürfen.

An dem man sich das allererste Mal seit knapp 7 Monaten fragen darf, wie es einem eigentlich geht! Eine Frage, die zuvor verboten war, denn es ging nicht darum, wie es mir beim Zunehmen ging, es ging nur darum, das Ziel zu erreichen. Hätte ich darauf gehört, wie es mir dabei ging, hätte ich vor Monaten aufgegeben. Aber nun war das Ziel erreicht, und ich konnte endlich einmal aufatmen. Hatte die Chance, mich Stück für Stück an den neuen Körper zu gewöhnen, ohne direkt eine neue Zunahme aushalten zu müssen.

Und siehe da: Ich spürte die Erleichterung! Es war noch nicht leicht! Aber es war zumindest schon einmal leichter! Ein Zustand, mit dem ich mich anfreunden konnte, bei dem ich Kraft sammeln konnte, die Anstrengungen aufzubringen, dieses Gewicht zu halten und herauszufinden, wie es mir damit im Leben erging.

Auszug aus dem Geburtstagsbrief von Imke

September 2013

Du musst wahnsinnig schwere Wochen und Monate hinter dir haben. Deshalb möchte ich dir weiterhin ganz viel Mut und Energie zusprechen. Ich bin wahnsinnig stolz auf Dich! Der Unterschied von März bis August ist wirklich gewaltig gewesen. Dich in den letzten Wochen zu sehen war immer ein Geschenk. Du musst wissen, dass die letzten Jahre auch für mich nicht immer einfach gewesen sind. Sehr oft habe ich mich so schrecklich machtlos und traurig gefühlt. Am allerschlimmsten war es jedoch, meine beste Freundin an eine Krankheit zu verlieren und sie immer weiter davongleiten zu sehen. Meine Julie, die immer so eine starke und beeindruckende Persönlichkeit war.

Neulich nach dem Grillen bei mir zu Hause auf dem Sofa war ich so glücklich wie seit Langem nicht mehr an deiner Seite. Ich habe gekämpft, um dir irgendwie helfen zu können. So lange, bis ich keine Kraft mehr hatte und nicht mehr weiterwusste. Danach kam eine Zeit voller Angst, dich schon verloren zu haben. Dank deiner Willensstärke konntest du diesen Kampf wieder aufnehmen. Und endlich wendet sich alles wieder zum Guten. Ich habe das Gefühl, meine Julie wieder zurückzubekommen. Meine Julie, so schön und so klug, wie ich es mir fast nicht mehr hätte erträumen können. Meine Julie, die zuhören kann, die für einen da ist, die mich zum Lachen bringen und – das Wichtigste – die endlich wieder strahlt.

Strahlen wie nur du es kannst meine Julie! Vielen Dank, dass du zu mir zurückgekommen bist! Das ist mir so unendlich viel wert.

Bitte bleibe, bitte kämpfe.

Jetzt habe ich auch wieder die Kraft, dir helfen zu können. Was immer du brauchst, wann immer du magst, ich bin für dich da!

Herzlichen Glückwunsch meine Hübsche!

Nun ein weiteres Jahr später kann ich sagen, es geht mir so gut wie noch nie. Auch im vergangenen Jahr war es nicht immer leicht, das Gewicht zu halten, die neu gewonnene Stabilität aufrechtzuerhalten. Innerhalb des letzten Jahres pendelte sich das Gewicht bei einem BMI von circa 19 ein. Am liebsten hätte ich es nach wie vor bei 18,5 + 500 Gramm, dem Mindestgewicht der Klinik. Aber gut, ich habe gelernt, dass die absolute Gewichtskontrolle unmöglich ist, und ziehe mein neu gewonnenes Leben und dessen Freiheiten ohne zu zögern der Gewichtsregulation von 1 bis 2 Kilo vor.

Immer wieder, wenn mich der Drang nach Reduktion einholte, stellte ich mich vor die Wahl: dieses Leben oder der Kampf um 1 bis 2 Kilo weniger? Dass beides nicht vereinbar war, habe ich oft genug gespürt. Jedes Mal war die Wahl ganz klar.

So schwierig und kräfteraubend der Weg hierhin auch war, so oft ich ganz klar an meiner Leistungsgrenze stand, so oft ich scheinbar unüberwindbare Grenzen doch überschreiten musste, so sehr hat es sich auch gelohnt. Und wenn ich könnte, so würde ich nur allzu gerne jeder/jedem Betroffenen 5 Minuten des neuen Lebensgefühls geben, nur um sie spüren zu lassen, wofür sie gerade kämpfen, und sie spüren zu lassen, dass es sich lohnt.

Ich habe es vorher nicht geglaubt. Ich war einfach an einem Punkt angekommen, an dem ich nichts mehr zu verlieren hatte, an dem es kaum hätte schlimmer sein können, an dem ich keine Freude mehr an dem Leben in der Krankheit fand. Also wagte ich einen Versuch, von dessen positivem Ausgang ich zwar nicht überzeugt war, und ich wurde dennoch eines Besseren belehrt.

Heute ernähre ich mich immer noch sehr bewusst und esse nach wie vor einige Lebensmittel kaum oder gar nicht. Ich habe immer noch großen Respekt vor vielen Fetten und traue mich an sehr kalorienhaltige Lebensmittel kaum oder nur in sehr kleinen Mengen heran. Aber es wird zunehmend leichter und ist eindeutig wieder gesellschaftsfähig.

Um am Ende des Tages auf meine Kalorienmenge zu kommen, muss ich nach wie vor mitzählen. Zu gerne schiebe ich Mahlzeiten noch auf, versuche tagsüber, am Minimum zu bleiben und einzusparen.

Versuche, dies lockerer zu sehen und freier ohne Tagesmenge zu essen, haben leider bis jetzt noch nicht funktioniert. Jedes Mal blieb ich unter dem Tagesziel und nahm ab. Aber so ist es nun mal. Ich sehe das Zählen nun viel emotionsloser, viel mehr als einen zuweilen lästigen, aber nötigen Bestandteil meines Lebens. Eine Notwendigkeit wie die Blutzuckerkontrolle und das Nachspritzen eines Diabetikers. In Urlauben kommt das schon mal ein bisschen mehr durcheinander, aber solange ich danach wieder in den gewohnten Plan reinkomme, ist das auch nicht weiter schlimm.

Mittlerweile hilft es mir sogar, mich auf Reisen dem Essverhalten anderer anzupassen, die auch eine schöne, normale Figur haben.

Es setzt mich keineswegs mehr unter Druck, sondern gibt mir die Möglichkeit, zu sehen, was ich noch anders mache, und mich an ihnen und ihrem Essverhalten zu orientieren.

Das Leben nicht mehr vom Essen dominieren zu lassen eröffnet einem viele neue Möglichkeiten und Freiheiten, die ich nun ausgiebig genießen kann.

Natürlich gibt es nach wie vor Dinge, die mir schwerfallen. Ich merke nach wie vor, dass mein Körpergefühl mich stark beeinflusst und dass dieses auch eng mit meinem Gewicht verknüpft ist, sodass wenige Hundert Gramm über einem bestimmten akzeptablen Gewicht mich schon stören. Ich bin nach wie vor sehr kritisch mit meinem Gewicht und sehe schnell vor dem Spiegel ein oder zwei Stellen, die ich für zu viel halte. Aber auch hier stelle ich mir immer wieder die Frage, ob diese es wert wären, mein neues Leben wieder einzutauschen? Und immer wieder die eindeutige und ehrlich Antwort: Nein!

Auch ich habe mal einen schlechteren Tag, bin mal nicht ganz so gut drauf, genervt oder gereizt von Kleinigkeiten oder gestresst von irgendwas. Aber ich weiß jetzt meistens einen Grund dafür und vor allem, dass es wieder vorbeigeht. Es sind Launen und keine permanenten Gefühlszustände mehr. Wenn ich jetzt traurig bin, dann hat das meistens einen Grund, den ich benennen kann, und weiß, dass das Gefühl berechtigt ist, aber auch wieder vorbeigeht.

Und oft bin ich auch einfach glücklich. Kann mich über Kleinigkeiten und Banalitäten freuen und spüre einfach eine gewisse Leichtigkeit.

Die Leichtigkeit und das Glücksgefühl, nach dem ich mich

so lange gesehnt habe und das mir so lange so unerreichbar erschien.

Wahrscheinlich genießt man es umso mehr, nachdem es einem so lange Zeit gefehlt hat.

Auf jeden Fall weiß ich es zu schätzen und bin froh darum, dass ich nun endlich ehrlich und ohne Zweifel sagen kann: Es geht mir gut.

Nachwort

Diese Texte nun, rund fünf Jahre nach den ersten Zeilen, zu lesen löst viele Gefühle in mir aus. Erinnerungen werden wieder wach. Erinnerung daran, wie traurig und verzweifelt ich in dieser Zeit war. Erinnerungen daran, wie schlecht es mir ging.

Natürlich vergisst man das nie. Das Wissen über diese Zeit begleitet mich immer. Aber eben nicht so detailgetreu, nicht so berührend.

Es ist ein Teil von mir, ein sehr wichtiger, aber eben einer der Vergangenheit.

Ein Teil, der mich sehr geprägt, meine Sichtweise auf vieles in meinem Leben vielleicht verändert hat, der nun aber vorbei ist und nur noch als Erinnerung in mir schlummert.

Viele Gefühle und Momente kann ich auch jetzt noch eins zu eins nachempfinden. Oft wusste ich nicht mehr, dass ich damals den Mut hatte, das so aufzuschreiben.

Ich bin traurig über meine Verzweiflung damals und bestürzt über die große Autoaggression, die ich damals empfand. Oft erwischte ich mich beim Lesen dabei, wie ich Passagen voller Selbsthass und großer Selbstunsicherheit am liebsten weggestrichen hätte, mich dafür schämte. Aber neben der großen Trauer und Angst ist auch diese selbstzerstörerische Aggressivität ein sehr großer Teil der Krankheit, der einem die Genesung oft so schwer macht und sie einem immer wieder verbietet.

Wichtig ist, dass ich bei all dem Mitgefühl, das ich empfinde, auch eine große Erleichterung fühle. Erleichterung und Glück darüber, dass diese Zeit vorbei ist, dass ich es überstanden habe.

Ich selber war lange Zeit voller Hoffnungslosigkeit. Sehnte mich nach Besserung, nach Erleichterung, wusste aber nicht, wie ich das erreichen sollte.

Bis ich nichts mehr zu verlieren hatte. Viel Hoffnung hatte ich auch da noch nicht, aber plötzlich den Mut, mit aller Kraft und ohne Nachsicht gegen meine größten Ängste anzugehen. Und trotz der großen Anstrengung und Schmerzen, die diese Unerbittlichkeit mit sich brachten, hat es sich gelohnt.

Ich hatte zwischendurch oft die verzweifelte Angst, dass mein Wunsch nach Glück und Zufriedenheit illusorisch und anmaßend sei. Nun kann ich sagen, das war er nicht.

Vielleicht auf dem Weg der Gewichtszunahme. Während dieses harten Abschnitts der Genesung hieß mein Ziel überleben. Überleben und durchhalten.

Wenn das Ziel aber nicht mehr nur überleben ist, dann geht es um Wohlbefinden und Lebensglück. Und das ist möglich.

Natürlich habe ich auch heute manchmal noch das Gefühl, dadurch viele wertvolle Jahre meines jungen Erwachsenendaseins »verloren« zu haben. Manchmal erwische ich mich dabei, wie ich darüber nachdenke, wie mein Leben heute wohl wäre, wenn ich nicht in die Krankheit gerutscht wäre. Aber eigentlich ist das hinfällig. Ändern kann ich es ja nun doch nicht mehr, und tatsächlich bin ich sehr froh über all die Jahre, die ich jetzt ohne die Krankheit erleben darf, und schätze das Glück von Zufriedenheit und Wohlbefinden nun umso mehr.

Ich würde nie behaupten, dass es »ein Glück« war, an Anorexie gelitten zu haben, oder dass die Krankheit letztendlich »gut« war. Das ist sie sicher nicht. Aber ich bin dankbar für das, was diese Zeit aus mir gemacht hat. Froh über die Selbstreflexion, die ich dadurch erlernt habe. Dankbar für die Fähigkeit, Gutes und Schönes erkennen und es wertschätzen zu können.

Es ist niemals zu früh, um aus der Krankheit auszubrechen, aber auch niemals zu spät.

Jedes Jahr ohne ihre Fesseln ist es wert zu kämpfen, aber manchmal ist man einfach noch nicht so weit. Manchmal braucht man einfach noch Zeit, bis das Gleichgewicht aus Leidensdruck, Willensstärke, Mut und Ärger stimmt und man die Kraft aufbringt, das scheinbar Unmögliche zu schaffen. Und dann ist es plötzlich möglich.

Dank

Ich möchte all denjenigen danken, die mich während dieser schwierigen Zeit begleitet und unterstützt haben.

Vor allem danke ich meiner Familie und meinen einzigartigen Freunden, die mich immer wieder daran erinnert haben, dass es sich zu kämpfen lohnt. Die nicht dazu bereit waren, mich der Krankheit zu überlassen, die mich trotz all der Rückschläge immer wieder und unnachgiebig zum Weiterkämpfen antrieben.

Ich danke Euch für Eure Geduld, Eure wertvolle Treue und Liebe, die es mir unmöglich machten, zu kapitulieren.

Danke, dass Ihr mich nicht aufgegeben habt.